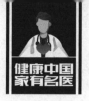

健康中国
家有名医

糖尿病
视网膜病变
诊断与治疗

总策划　王韬 教授

中国科普作家协会　医学科普创作专委会主任委员

主编 —— 童晓维

U0202339

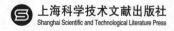

上海科学技术文献出版社
Shanghai Scientific and Technological Literature Press

图书在版编目（CIP）数据

糖尿病视网膜病变诊断与治疗／童晓维主编．—上海：上海科学技术文献出版社，2023

（健康中国·家有名医丛书）

ISBN 978-7-5439-8711-1

Ⅰ.①糖… Ⅱ.①童… Ⅲ.①糖尿病—并发症—视网膜疾病—诊疗 Ⅳ.① R587.2 ② R774.1

中国版本图书馆 CIP 数据核字 (2022) 第 215185 号

选题策划：张　树
责任编辑：王　珺
封面设计：留白文化

糖尿病视网膜病变诊断与治疗
TANGNIAOBING SHIWANGMO BINGBIAN ZHENDUAN YU ZHILIAO
主编　童晓维
出版发行：上海科学技术文献出版社
地　　址：上海市长乐路 746 号
邮政编码：200040
经　　销：全国新华书店
印　　刷：商务印书馆上海印刷有限公司
开　　本：650mm×900mm　1/16
印　　张：15.25
字　　数：158 000
版　　次：2023 年 1 月第 1 版　2023 年 1 月第 1 次印刷
书　　号：ISBN 978-7-5439-8711-1
定　　价：78.00 元
http://www.sstlp.com

"健康中国·家有名医" 丛书总策划简介

王 韬

上海市同济医院急诊医学部主任兼创伤中心主任，上海领军人才，全国创新争先奖状、国家科技进步奖二等奖获得者，国家健康科普专家库首批成员，中国科协辟谣平台专家，国家电影局科幻电影科学顾问，中国科普期刊分级目录专家委员会成员，中国科普作家协会医学科普创作专委会主任委员，中华医学会《健康世界》杂志执行副总编。

本书副主编　邹海东　教授　博士生导师

教授,主任医师。国家百千万人才工程人才、上海市领军人才、上海市优秀学科带头人等。国务院特殊津贴获得者。现任上海交通大学附属第一人民医院副院长;上海市眼病防治中心/上海市眼科医院院长;上海市眼科疾病精准诊疗工程技术研究中心主任;上海市公共卫生眼科大数据及人工智能重点学科负责人;国家科技部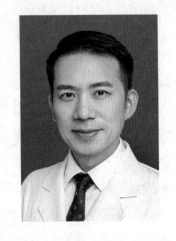
重点研发计划首席专家;国际防盲协会 A 级理事;中华眼科学会青年委员会副主任委员、防盲学组副组长;中华全国防盲技术指导组副组长;上海眼科学会副主任委员;上海市视光学会候任主任委员;上海市中医眼科学会副主任委员;上海市防盲办公室主任。

本书副主编　陆丽娜　上海市眼病防治中心副院长　主任医师

从事人群眼病防治工作，专注于糖尿病眼病、白内障、沙眼等眼病防盲治盲管理工作。现任上海市预防医学会理事、上海市社区卫生协会眼初级保健专委会主任、上海市计量协会公共卫生专委会副主任委员。

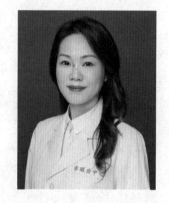

序作者　许迅　教授

国家眼部疾病临床医学研究中心主任，国家儿童青少年视力健康专家咨询委员会副主委，中华医学会眼科分会副主委暨眼底病学组组长。曾任上海交通大学附属第一人民医院副院长；上海市眼病防治中心/上海市眼科医院院长。现任国家卫生计生委临床重点专科建设项目和上海市卫生计生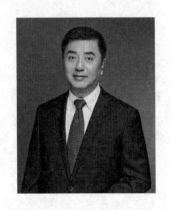委重中之重医学中心主任，上海市眼科研究所和上海交通大学眼科研究所所长，上海交通大学眼科及视觉科学系主任。主持国家重点重大、精准医学项目和国家自然基金重点课题等，获国家科技进步奖二等奖、省部级科技进步奖一等奖共4项。

作者简介

童晓维，眼科主任医师，从事眼科临床工作 30 年。1992 年毕业于同济大学医学院后就职于上海市眼病防治中心。2001 至 2004 年攻读复旦大学附属眼耳鼻喉科医院眼科硕士并获学位。2013 至 2014 年作为访问学者前往美国迈阿密大学的 Bascom Palmer Eye Institute(BPEI)，完成视网膜疾病的基础研究和临床相关工作。工作期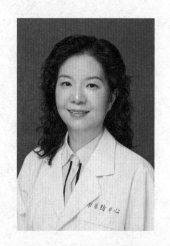间分别于 1997 年前往上海郊县、2004 年赴新疆阿克苏地区进行白内障复明手术工作。曾兼任上海市眼病防治中心医务、科教和人事管理负责人工作，因而对临床和医院管理工作的有机结合及由此在人群眼健康管理方面深有体会并积累了较多经验。

主要从事玻璃体视网膜疾病的诊治，在眼底疾病的外科手术、内科药物和激光及内外科联合治疗方面积累了较为丰富的临床经验，并在眼底疾病的早期筛查和防治方面积累了相应的科学研究经验。

擅长各种类型玻璃体视网膜疾病的诊治及综合眼病筛查与管理，包括糖尿病视网膜病变/糖尿病性黄斑水肿的分级诊断和

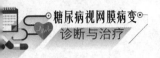

联合治疗；各种类型的复杂性玻璃体视网膜疾病的前后节联合手术治疗（包括视网膜脱离、玻璃体黄斑界面性疾病等）；各种类型眼底血管性疾病的玻璃体腔注药、激光光凝的综合治疗。治疗目标是最大化地保存和提高患者视功能。

为上海市医学会玻璃体视网膜学组成员，并担任《中华眼外伤职业眼病》杂志编委及上海市中西医结合学会委员。获多项上海市卫生健康委员会及上海申康医院发展中心课题资助，致力于眼病筛查和眼健康管理。在国内外杂志上发表文章20余篇。

"健康中国·家有名医"丛书编委会

丛书总策划：

王　韬　　上海市同济医院急诊医学部兼创伤中心主任、
　　　　　主任医师、教授

丛书副总策划：

方秉华　　上海市公共卫生临床中心党委书记、主任医师、教授
唐　芹　　中华医学会科普专家委员会副秘书长、研究员

丛书编委：

马　骏　　上海市同仁医院院长、主任医师
卢　炜　　浙江传媒学院电视艺术学院常务副院长、党委副书记
冯　辉　　上海中医药大学附属光华医院副院长、主任医师
许方蕾　　上海市同济医院护理部主任、主任护师
李本乾　　上海交通大学媒体与传播学院院长、教育部"长江学者"
　　　　　特聘教授
李江英　　上海市红十字会副会长
李春波　　上海交通大学医学院附属精神卫生中心副院长
　　　　　上海交通大学心理与行为科学研究院副院长、主任医师
吴晓东　　上海市医疗急救中心党委书记
汪　妍　　上海电力医院副院长、主任医师
汪　胜　　杭州师范大学护理学院党总支书记兼副院长、副教授
宋国明　　上海市第一人民医院党委副书记、纪委书记、副研究员
张春芳　　上海市浦东新区医疗急救中心副主任
张雯静　　上海市中医医院党委副书记、主任医师

糖尿病视网膜病变诊断与治疗

主　　编　童晓维

副 主 编　邹海东　陆丽娜

编　　者（以姓氏笔画为序）

王于蓝　朱 琴　刘 佳　杜巧玲　吴宸炜

邹月兰　邹海东　陆丽娜　罗 勤　林森林

杨亚玲　赵晓龙　姚海佩　徐 艺　徐新月

葛 玲　童晓维　谢芝兰　穆 婉　瞿朵朵

插画制作　方维岚　李净如

总　序

近日，中共中央办公厅、国务院办公厅印发了《关于新时代进一步加强科学技术普及工作的意见》，从加强科普能力建设、促进科普与科技创新协同发展等七个方面着重强调了科普是国家和社会普及科学技术知识、弘扬科学精神、传播科学思想、倡导科学方法的活动，是实现创新发展的重要基础性工作。这是对新时代科普工作提出新的明确要求，是推动新时代科普创新发展的重大契机。为响应号召，推进完成在科普发展导向上强化战略使命、发挥科技创新对科普工作的引领作用、发挥科普对于科技成果转化的促进作用的三大重要科普任务；促进我国科普事业蓬勃发展，营造热爱科学、崇尚创新的社会氛围，构建人类命运共同体，上海科学技术文献出版社特此策划推出"健康中国·家有名医丛书"。

健康是人最宝贵的财富，然而疾病是其绕不开的话题。随着社会发展，在人们物质水平提高的同时，这让更多人认识到健康的重要性，激发了全社会健康意识的觉醒。对健康的追求也有着更高的目标，不再局限于简单的治已病，而是更注重"未病先防、既病防变、愈后防复"。多方面的因素使得全民健康成为"热门"话题。

现代社会快节奏和高强度的生活方式，使我们常常处于亚健康状态。美食诱惑、运动不足、嗜好烟酒，往往导致肥胖，诱发高血压、高血脂、高血糖、高尿酸乃至冠心病、脑卒中，甚至损伤肺功能，造成肾功能衰退，而久病卧床又会造成肺炎、压疮、下肢血管栓塞等衍生疾病……凡此种种，严重影响人们的健康生活。

"经济要发展，健康要上去"，是每个老百姓的追求。"健康中

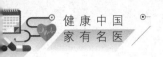

国"不是一个口号，也不是一串数字。人民健康是民族昌盛和国家富强的重要标志，健康是人们最具普遍意义的美好生活需要。该丛书遴选临床常见病、多发病，为广大读者提供一套随时可以查阅的医学科普读物。

这套丛书，为广大读者提供一份随时可以查阅的医学手册，帮助读者了解与疾病预防治疗相关的各类知识，探索疾病发生发展的脉络，为找寻最合适的治疗方法提供参考。为全社会健康保驾护航，让大众更加关注基础疾病的治疗，提高机体免疫力。在为患者答疑解惑的同时，也传递了重要的健康理念。

本丛书秉承上海科学技术文献出版社曾经出版的"挂号费"丛书理念，作为医学科普读物，为广大读者详细介绍了各类常见疾病发病情况，疾病的预防、治疗，生活中的饮食、调养，疾病之间的关系，治疗的误区，患者的日常注意事项等。其内容新颖、系统、实用，适合患者、患者家属及广大群众阅读，对医生临床实践也具有一定的参考价值。本丛书版式活泼大气、文字舒展，采用一问一答的形式，逻辑严密、条理清晰、方便阅读，便于读者理解；行文深入浅出，对晦涩难懂的术语采用通俗表达，降低阅读门槛，方便读者获取有效信息，是可以反复阅读、随时查询的家庭读物，宛若一位指掌可取的"家庭医生"。

本丛书诚邀上海各三甲医院专科医生担任主编撰稿，每册书十万余字，一病一书，精选最为常见和患者最为关心的内容，删繁就简，避免连篇累牍又突出重点。本套"健康中国·家有名医"丛书在2020年出版了第一辑21册，现在第二辑27册也顺利与广大读者见面了。

这是一份送给社会和大众的健康礼物，看到丛书出版，我甚是欣慰。衷心盼望丛书可以让大众更了解疾病、更重视健康、更懂得未病先防，为健康中国事业添砖加瓦。

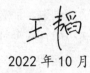

2022 年 10 月

序

　　作为具有创新形式及实用价值的有关"糖尿病视网膜病变"的医学科普图书,本书汇集了"糖尿病视网膜病变"相关的眼科前沿诊疗方法,并联合了各亚专科协同的预防模式,通过活泼的科普问答形式对这类疾病进行了深入浅出的诠释。本书三位主要编者多年来从事眼科和公共卫生眼科的临床和研究工作,凝聚了他们在糖尿病视网膜病变的临床实践和公共卫生眼科研究领域的宝贵经验及成果。他们曾分别前往美国、德国、芬兰学习和访问,比对了中外糖尿病及糖尿病视网膜病变治疗和防控模式,并在各自的工作领域奉献了医学知识和经验。童晓维主任自1992年以来一直从事眼科临床工作,并专攻如糖尿病视网膜病变这类玻璃体视网膜疾病的精准诊疗,同时致力于致盲性眼病人群的筛查研究及预防工作。邹海东教授作为中国唯一的国际防盲协会A级理事、中华眼科学会防盲学组副组长、上海市眼科疾病精准诊疗工程技术研究中心主任、上海市公共卫生眼科大数据及人工智能重点学科负责人,长期致力于从白内障、青光眼到糖尿病视网膜病变等相关致盲性眼病的防治与管理的科学研究工作,并不断与时俱进,将人工智能(AI)这项高新技术率先在上海社区进行可行性研究、应用与推广。陆丽娜主任作为上海市预防医学会理事、上海市社区卫生协会眼初级保健专委会

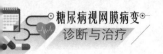
主任委员,长期从事人群眼病防治工作,致力于构建医防融合、综合施策的眼健康服务模式在社区人群的推行与应用,是上海市"社区—区—市"分级诊疗的全程闭环式眼健康动态管理体系建设的主要贡献者之一。本书同时也凝集了多位临床专科(包括内分泌科及产科)和眼科亚专科医师们的经验与智慧,共同完成了这本简明扼要的科普专著。

短短30年间,中国糖尿病发病率呈迅猛增加趋势,糖尿病视网膜病变的发生率也在迅猛增长。中国的糖尿病患者中,大约有30%患有糖尿病视网膜病变,估计数量已达3 000万人以上。糖尿病视网膜病变的危害在于其可导致低视力甚至失明,是非常严重的医学问题和社会问题。而全国眼科医生仅约3.6万人,其中眼底病医生只有几千人,显然不足以应对数千万糖尿病视网膜病变患者的诊疗需求。因此,对糖尿病患者早期的血糖监测和糖尿病视网膜病变的早期筛查就显得尤为重要。随着人工智能时代的到来,AI辅助糖尿病视网膜病变的筛查方式业已成为今后人工智能在眼科发展的主流。

从治疗上看,有关糖尿病视网膜病变的治疗进展是相对较快的,虽然在20世纪70年代早期,全世界最权威的教科书上还认为糖尿病视网膜病变是不可预防和治疗的,但通过几代学者和医师们的不懈努力,在认识上已经有了突破。从20世纪70年代将激光引入糖尿病视网膜病变的治疗,到之后应用玻璃体手术处理糖尿病视网膜病变的出血,以及近年来得到很大进展的抗VEGF治疗,此方法一方面针对导致糖尿病视网膜病变增殖性改变的因素,有效地抑制新生血管;另一方面也能抑制糖尿病视网膜病变中的视网膜水肿尤其是黄斑水肿,从而有效阻止致盲和最大化地挽救糖尿病患者的视力损失。当然,尽管眼科医师们对糖尿病视网膜病变这类眼底疾病的关注越来越多,但是仍有相当一部分患者因未及时就诊而延误了治疗最佳时机。而一旦进入严重的增殖期,治疗也很难获得理想的效果。

从延缓糖尿病视网膜病变的发生发展方面来看,任何阶段的糖尿病视网膜病变治疗都应得到内分泌医生的支持、帮助和指导,其中也包括处于孕期的糖尿病高风险人群。因为在任何阶段,控制高血糖、高血脂及高血压都是非常重要的。药物控制、饮食干预、运动干预都是延缓糖尿病视网膜病变进展的重要措施,三者相辅相成。若内科医生将患者的危险因素控制好,早期使用药物延缓糖尿病视网膜病变进展,则可显著减少手术需求量。

在当今医学条件下,糖尿病视网膜疾病虽已是一个可防可治的疾病,但如何对其进行及时有效的筛查和治疗方案选择,无论在患者还是医师方面都还需要提高警惕和认识。可以说,对于糖尿病视网膜病变的防治工作仍是一项任重道远的工作,需要患者、内分泌科医师、眼科医师和公共卫生医师之间多方面的沟通和交流,以将当今的预防、治疗理念及方式加以推广应用,真正使患者获益。

本书另一大特点是在文字表述中融合了丰富有趣的生活类漫画、医学模拟插画和眼科影像学资料,以帮助读者能更加直观深刻地理解糖尿病视网膜病变的发生、发展特点,并精准有效地获取预防和治疗知识。可以预见,本书不仅是一本适合内分泌

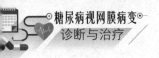

科医师、眼科医师、妇产科医师、社区全科医师以及参与糖尿病管理人员的医学专业知识读物,也是献给糖尿病患者及其家属的一份有关糖尿病视网膜病变日常保健的科普知识宝典。

国家眼部疾病临床医学研究中心主任

中华医学会眼科分会副主委暨眼底病学组组长

上海市眼科研究所和上海交通大学眼科研究所所长

许 迅

前　言

当今时代,随着全球人口老龄化、城市化以及伴随着生活方式的改变,已经不难发现,我们身边的糖尿病患者越来越多。糖尿病对人类的损伤往往是通过一些系统性并发症表现出来的,最终会严重影响到患者的生命及其生活质量。在眼睛方面,最严重和最常见的并发症是糖尿病视网膜病变,发生时往往相当隐匿,但结果却相当严重甚至致盲,已成为工作年龄段人群首位致盲原因。20多年前,有一位年仅35岁的"糖友"因突然双目失明出现在我们诊室,而此前她对糖尿病眼部并发症却一无所知。惋惜之余,第一次使我们医者深切地认识到对糖尿病眼部并发症的靠前筛查管理和对全人群加强科普教育的重要性,因为只要早发现并得到及时有效治疗,糖尿病视网膜病变仍是可防可治的。

作为眼科工作者,考虑到眼疾病对社会、家庭及个人所产生的负担,我们始终被社会责任感驱使着,不断去学习更新理念、去探索适合我国实际的眼底病筛查方式、去掌握新的治疗方法并使视功能获益最大化。令人欣慰的是,近20年来,尤其是近10年,是眼科新技术、新设备、新药物快速发展和涌现的一个时期。为了能让全社会关注并了解公共眼科问题,并跟上时代的诊治节拍,使"糖友"们免受眼盲威胁,我们对糖尿病眼病的临床

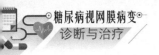
工作充满热情,并通过各种渠道将疾病认知、诊治及其发展同公众进行分享,而这本书的出版就是对有关糖尿病眼病知识和防治方式的一次内容荟萃。

综观全书,相较于其他眼底专业著作,它的特点是以问答形式,通过 136 个有关糖尿病视网膜病变的问题与解答,深入浅出地从基础知识出发,对临床表现的识别、诊断方法的认识和各种治疗方案进行选择分析,再到社区糖尿病眼部并发症早期筛查与管理、人工智能(AI)等适宜技术的应用与推广,以及各类糖尿病患者(包括孕妇等特殊人群)的日常保健方法,用通俗易懂的方式全方位地进行诠释。因此,本书的应用可以说非常广泛。也许您是一位临床内科、社区全科医生或家庭医生,正从事着糖尿病患者的治疗和管理工作,那这本书能使您触手可及地全面了解有关糖尿病眼病的各种常见问题;也许您是一位初学眼科或是非眼底亚专业的医师,那这本书也分享并探讨了有关糖尿病视网膜病变这类眼底病与其他眼科亚专业之间的关系,让您受益其中;也许您是一位糖尿病患者或其家属,那这本书可以作为糖尿病视网膜病变日常保健的知识手册,便于您迅速获取相关医学科普知识,有利于科学保护视力并做好自我防控。

从读者的角度考虑,医学书籍难免给人一种枯燥乏味、晦涩难懂的感觉,为了使这本书能成为一种生动有趣、专业与科普有效结合的传播媒介,书中在对疾病用文字表述的同时配合了近50 幅插画图片,包括为这本书制作的生活类漫画、疾病解剖与机制原理类图画等,并汇集了相关的眼底照片、OCT 与血管 OCT 等疾病专业影像资料,目的是帮助读者直观深刻地理解糖尿病视网膜病变的发生发展特点及有效获取预防治疗知识。

　　本书的整个写作过程得到了各方面的大力支持,是上海市眼病防治中心/上海市眼科医院各眼科亚专业和眼公共卫生学专家团队、上海市(复旦大学附属)公共卫生临床中心内分泌代谢科、同济大学附属第一妇婴保健院产科同道们的一次通力协作的智慧结果。

　　感谢上海市眼病防治中心/上海市眼科医院特检科各位同仁对本书中影像图片的采集所做出的努力!感谢党委办公室宣传部门同仁在写作过程中给予的帮助和协调!感谢方维岚、李净如、吴亚轩、冯笑盈、方童舟等在本书图片制作过程中的辛勤付出!感谢上海科学技术文献出版社——"健康中国·家有名医"医学科普丛书策划人的写作邀请,使糖尿病视网膜病变这项全球性公共眼科健康问题得以与公众分享最前沿的筛查、诊断技术、有效治疗方法和健康管理知识,共克糖尿病性视力损伤的威胁!最后也要感谢在我们从医道路和写作过程中一直支持我们的同事、家人、朋友还有患者,只有通过大家的共同努力才能"明眸善睐"向未来!

上海市眼病防治中心/上海市眼科医院
上海交通大学附属第一人民医院眼科

童晓维　邹海东　陆丽娜

目　录

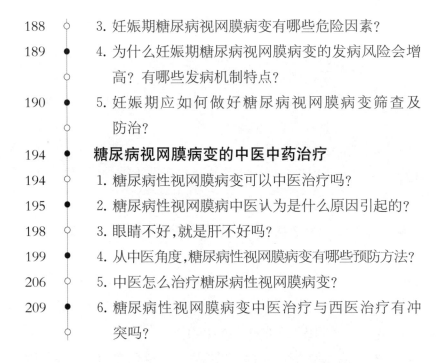

糖尿病视网膜病变的基础知识

1. 什么是糖尿病视网膜病变?

答:糖尿病视网膜病变(以下简称糖网病,英文缩写为DR)是糖尿病患者眼部的重要并发症,随着糖尿病病程延长而逐步发生、发展的一组以视网膜微血管改变为特征的病变,它也是工作年龄段人群法定盲的主要病因。要透彻地认识糖网病,我们还得从认识糖尿病开始。

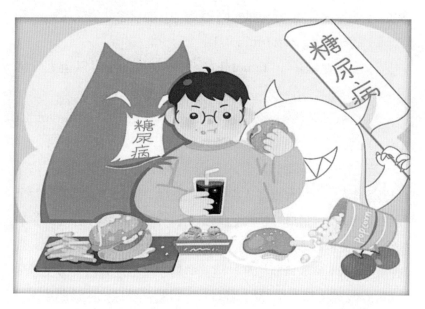

2. 什么是糖尿病? 有哪些分型?

答:糖尿病(英文缩写为DM)是一种因胰岛素分泌绝对或相

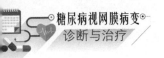

对不足导致系统性代谢紊乱的疾病,其特征为血糖水平的升高。糖尿病是严重威胁人类健康的慢性代谢性疾病,我们需要对糖尿病的正确诊断有一个明确认识。糖尿病治疗需要个体化、精准化,不同类型的糖尿病治疗方案存在很大差异,因此明确糖尿病各分类、分型有着重要的指导意义。

有关糖尿病的诊断和分型,目前临床采用的是以《中国 2 型糖尿病防治指南》(2020 年版)及最新美国糖尿病协会(ADA)糖尿病指南为依据:

(1) 关于糖尿病的诊断,根据《中国 2 型糖尿病防治指南》(2020 年版)中指出的:有典型的糖尿病症状包括烦渴多饮、多尿、多食、不明原因体重下降加以下任意一项,即可诊断为糖尿病:

1) 随机血糖≥11.1 mmol/L;

2) 空腹血糖≥7.0 mmol/L(空腹指至少 8 小时以上无任何热量摄入);

3) 口服葡萄糖耐量试验期间的 2 小时血糖≥11.1 mmol/L;

4) 糖化血红蛋白标准≥6.5%。

若无糖尿病典型症状者,一次诊断有以上血糖指标超标,需改日复查确认。当然有很多人仅查空腹血糖,糖尿病的漏诊率较高,理想的检查是同时检测空腹血糖、75 g 口服葡萄糖耐量试验后的 2 小时血糖及糖化血红蛋白。75 g 口服葡萄糖耐量试验其他时间点血糖不作为诊断标准。建议血糖水平已达到糖调节受损的人群,应做 75 g 口服葡萄糖耐量试验,以提高糖尿病的诊断率。

《中国 2 型糖尿病防治指南》(2020 年版)中对糖尿病前期的相关认定标准为:

1) 空腹血糖调节受损(英文缩写:IFG):指空腹血糖处于6.1~6.9 mmol/L 之间的状态。

2) 糖耐量异常(英文缩写:IGT):指餐后 2 小时血糖处于7.8~11.0 mmol/L 之间的状态。

(2) 关于糖尿病分型,糖尿病的基本分型有以下四类:1 型糖尿病、2 型糖尿病、妊娠期糖尿病、其他特殊类型糖尿病。

1) 1 型糖尿病(简称:T1DM):由于自身免疫性 β 细胞破坏,通常导致绝对胰岛素缺乏,包括成人隐匿性自身免疫性糖尿病;

2) 2 型糖尿病(简称:T2DM):通常是在胰岛素抵抗的背景下,β 细胞胰岛素分泌功能出现进行性受损;

3) 由于其他原因导致的特定类型糖尿病:例如单基因糖尿病综合征(如新生儿糖尿病和 MODY)、外分泌胰腺疾病(如囊性纤维化和胰腺炎)、药物或化学物质诱导的糖尿病(如在治疗HIV/AIDS 时或器官移植后使用糖皮质激素所致);

4) 妊娠期糖尿病(简称:GDM):是指妊娠期胰岛素的分泌不能满足孕期需求的增加,于妊娠中期和晚期诊断出糖尿病。

随着医学的不断进步和发展,对糖尿病的病因研究也在不断进行中,未来,理想的糖尿病分型应同时考虑病因和并发症,换句话说,也就是考虑糖尿病患者的个性化治疗。

3. **糖尿病和糖尿病视网膜病变的国际国内流行病学情况如何?**

答:随着全球人口老龄化、城市化以及伴随生活方式的改变,糖尿病现已成为重要的影响全球性公共健康的主要疾病,患病率迅速上升。

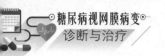
糖尿病自 19 世纪起被人们引起重视,20 世纪 20 年代,随着欧美糖尿病患者人数的增加,糖尿病被认为与环境和饮食及生活习惯的改变有关,比如摄入过多热量及脂肪,特别是第二次世界大战后,各国的生活方式发生了显著改变。过去的 30 年间,全球的糖尿病患者人数已翻倍,根据国际糖尿病联合会(Internation Diabetes Federation, IDF)2010 年发布的数据显示,全世界共有 2.85 亿人糖尿病患者,且 90% 为 2 型 DM(T2DM);2019 年,全球约有 4.63 亿人糖尿病患者,预计到 2030 年,糖尿病患者会达到 5.784 亿;而到 2045 年,糖尿病患者将有可能达到 7.002 亿人。同时,随着经济的快速增长和生活方式的改变,亚洲已迅速成为全世界的糖尿病高发地,预测 2030 年糖尿病患者最多的 10 个国家中,有 5 个在亚洲(中国、印度、巴基斯坦、印度尼西亚以及孟加拉人民共和国)。2010 年《新英格兰杂志》上发表了我国糖尿病小组的研究结果,20 岁以上人群中糖尿病的发病率为 9.7%,并有地区和城乡差别,即有随年龄增加的趋势。数据显示,我国糖尿病患病人数已高居全球首位,是糖尿病患者最多的国家,2019 年我国糖尿病总人数约为 1.164 亿人。

糖尿病是全身多系统性疾病,而糖尿病视网膜病变(糖网病)是最重要的眼部并发症,约有 1/3 糖尿病患者有不同类型的糖网病,这也是工作年龄段人群致盲的首要原因。糖网病与糖尿病病程(患病时间)密切相关,随着糖尿病患者病程的延长,糖网病的患病率逐年增加,致盲率也逐年升高。

糖尿病视网膜病变(DR)因国家、地区、种族而异,发展中国家较发达国家患病率低。一项 Meta 分析纳入全球 35 项研究的

22 896 例糖尿病患者,结果显示 DR 患病率为 34.6%,其中增生型 DR(PDR)为 6.96%,糖尿病性黄斑水肿(DME)为 6.81%,威胁视力的 DR* 为 10.2%。来自我国的研究显示,中国大陆糖尿病人群 DR 患病率为 23%(95%CI:17.8%～29.2%),其中非增生性 DR(NPDR)为 19.1%(13.6%～26.3%),PDR 为 2.8%(1.9%～4.2%),农村高于城市,北方高于南方和东部。新加坡华人中糖尿病人群 DR 患病率为 20.1%,美国华人中糖尿病人群 DR 患病率为 25.7%。而我国台湾地区 DR 患病率为 35%,香港地区的患病率为 18.2%。

4. 糖尿病视网膜病变是怎样发病的?

答:糖尿病视网膜病变是糖尿病微循环损伤的表现之一。其发病机制复杂,长期慢性高血糖是其发病基础。长期的高血糖,导致正常的糖酵解途径减弱,出现糖代谢异常,而其他的糖代谢途径如多元醇通路、氨基己糖等通路的增强,从而造成了一系列的氧化应激反应,对视网膜造成损害,进而影响人们的视力(图 1),糖网病发病机制上主要有以下几方面重要因素:

(1) 血流动力学改变　糖尿病患者在尚未出现临床可见的视网膜病变之前,视网膜微血管内已经发生了血流动力学改变。包括血黏度增加、红细胞变形能力减弱及过度聚集、纤维蛋白溶解能力降低等。临床观察发现黄斑中心凹周围血管网血流速度下降出现在视网膜增厚之前,就提示长期的血流速度降低会导致黄斑水肿的发生。

---

* 威胁视力的 DR:指如糖尿病黄斑水肿、玻璃体积血、视网膜脱离等。

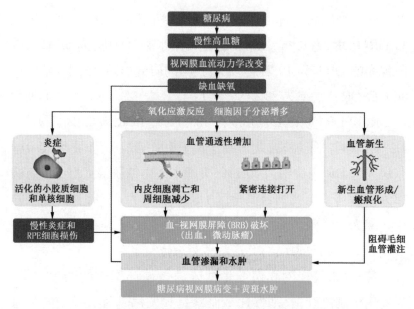

图 1　糖尿病视网膜病变和糖尿病黄斑水肿的发病机制

　　(2) 血管壁的损伤　在了解视网膜异常情况前,有必要先知晓一下正常状态下的情形。正常情况下,视网膜毛细血管是由内皮细胞、周细胞和基底膜共同组成的特殊微血管单位(图2)。视网膜动脉供血区域由毛细血管形成的两层紧密连接的毛细血管网构成,即浅层毛细血管和深层毛细血管(图3)。通常,越往周边视网膜,毛细血管越稀疏,而外层视网膜由脉络膜提供营养。周细胞和内皮细胞共享基底膜,解剖结构上支持血管壁内皮细胞,且具有收缩血管功能。周细胞可调节视网膜毛细血管局部的血流量和血管通透性,对于微血管结构和功能的稳定起着重要作用。内皮细胞之间以紧密连接的结构相互连接(图2),形成了血-视网膜屏障中最为重要的内屏障,周细胞和内

6　❖

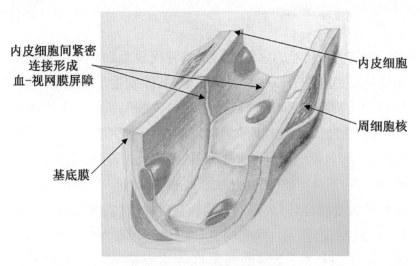

内皮细胞间紧密
连接形成
血-视网膜屏障

内皮细胞

周细胞核

基底膜

图 2　正常视网膜毛细血管

正常视网膜毛细血管是由内皮细胞、周细胞和基底膜共同组成的特殊微血管单位。周细胞和内皮细胞共享基底膜。内皮细胞之间以紧密连接的结构相互连接形成了血-视网膜屏障中最为重要的内屏障。周细胞、内皮细胞结构和功能的完整性对维持视网膜毛细血管单位的稳定性至关重要。

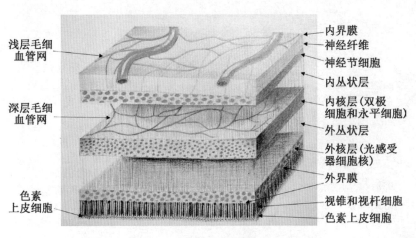

浅层毛细
血管网

深层毛细
血管网

色素
上皮细胞

内界膜
神经纤维
神经节细胞
内丛状层
内核层(双极
细胞和永平细胞)
外丛状层
外核层(光感受
器细胞核)
外界膜
视锥和视杆细胞
色素上皮细胞

图 3　正常视网膜结构层次

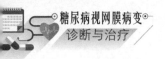
皮细胞结构和功能的完整性对维持视网膜毛细血管单位的稳定性是至关重要的。在糖网病的早期,即发生基底膜增厚、周细胞和内皮细胞凋亡,以致微血管内皮细胞间的紧密连接松弛,通透性增加,血-视网膜屏障功能破坏等,引起水肿和渗出(图4)。同时毛细血管壁发生伸展、膨胀引起局部扩张(微血管瘤)和(或)不规则的"腊肠"样或"串珠"状改变。以程度不一的管腔扩张为特征,形成视网膜内微血管异常(英文缩写为:IR-MA),最初,液体通过病变的高通透性血管壁漏出产生水肿,随着损伤的加重,血细胞漏出形成出血及进一步形成局部缺血。

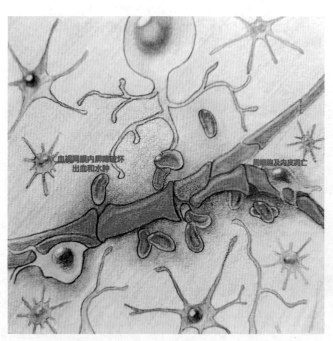

图4 糖尿病视网膜病变的血管壁破坏方式

在糖网病的早期,即发生基底膜增厚、周细胞和内皮细胞凋亡,以致微血管内皮细胞间的紧密连接松弛,通透性增加,血-视网膜屏障功能破坏等,引起水肿和渗出。

视网膜动脉供血区域由毛细血管形成的两层紧密连接的毛细血管网构成,即浅层毛细血管和深层毛细血管。通常,越往周边视网膜,毛细血管越稀疏,而外层视网膜由脉络膜提供营养。

(3) 高炎症反应　高血糖导致血液高凝状态,即包括黏附分子增加、白细胞附壁、炎症细胞游出、炎症因子释放;也包括血管内皮生长因子(VEGF)的上调导致血管通透性增加、炎症因子释放。炎症反应也是氧化应激反应的一个重要方面,这在糖网病患者未来的治疗上也有重要的临床指导意义。

(4) 视网膜与新生血管形成　随着微血管病变的发展,视网膜持续缺血、缺氧,诱发血管内皮生长因子(VEGF)释放导致血管渗漏、水肿及新生血管形成。新生血管容易破裂出血,常导致玻璃体积血,并形成玻璃体视网膜机化条索,引发牵引性视网膜脱离,严重损害视功能。

(5) 随着对糖尿病视网膜病变的深入研究,对糖网病也有了更多新的认识:除了微血管病变外,还有神经元病变和炎症反应。在近期的临床研究中也发现,在糖网病早期,视网膜神经元病变即已经发生,这也是部分糖尿病患者视功能受损较严重的原因之一。

5. 什么是血-视网膜屏障? 是怎样被破坏而致病的?

答:血视网膜屏障(BRB)对视网膜的作用和血脑屏障对大脑的影响道理相同。血-视网膜屏障能够保护血压波动和血液成分造成的影响。视网膜既要发挥如此重要的保护作用,同时还要调控视网膜细胞因特殊代谢需要所处的特殊微环境,因此,视网膜就需要一个特殊的方式来保证安全并处于理想状态。比

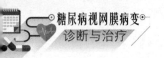
如,当一个人脸红时,如果视网膜血管没有血视网膜屏障的自动调节,那么这时视网膜便会受到影响并发生视觉质量的改变。如果没有血视网膜屏障,视网膜和视力便会因每天不断发生的小波动而受到影响。再比如,如果一个人想听喜欢的音乐,他不会选择一个喧闹的环境,而是找一个安静的地方,那才是享受音乐最理想的地方。对视网膜而言也是一样。视网膜神经细胞必须调整到最佳状态,与邻近的光感受器相互作用,将电信号传至大脑形成视觉。此时,周围铁的水平和液体量必须保持在一个理想水平,以利于形成持续不断的信号流。即使在胚胎时,这种屏障就已经开始形成。由于视网膜内皮细胞被神经组织环绕,与体内其他部位的内皮细胞不同,它会形成紧密连接,并发挥类似上皮一样的作用。紧密连接是细胞之间一种很有力的组合,它可以像上皮细胞一样阻断液体在细胞之间的穿透。如果这个保护功能受到损害,那么很容易导致视网膜发生病变。因此,BRB 的存在对于维持视网膜内环境稳态起着重要的作用,反之,BRB 损害是机体细胞和体液免疫组分进入视网膜并参与视网膜疾病发生与演进的重要前提条件。

血-视网膜屏障包括由视网膜血管组成的血-视网膜内屏障(英文缩写为 iBRB)和视网膜脉络膜界面之间由视网膜色素上皮调节并组成的血-视网膜外屏障(英文缩写为 oBRB)。

iBRB 由视网膜毛细血管内皮细胞及细胞间的紧密连接组成,并与血管周细胞和平滑肌细胞相互作用。周细胞和内皮细胞贴合紧密,允许细胞间分子信号转导,周细胞衍生脂质介质,在维持 iBRB 中发挥重要作用。生理条件下,iBRB 各组成部分协同,调节液体分子进出血管壁,保持视网膜液体电解质平衡,使视网膜处于脱水和透明状态。因此,iBRB防止视网膜血管渗漏有赖于血管内皮细胞连接紧密、周细胞和基底膜结构及功能完好。iBRB破坏可以发生在糖网病各个时期。糖尿病患者中,高血糖激活细胞内有害的代谢途径,包括己糖胺途径和多元醇途径,激活蛋白激酶C,蛋白质糖基化增加,产生高级糖基化终末产物和自由基,导致细胞内蛋白水解酶降解和线粒体功能障碍。糖基化终末产物改变细胞外基质状态,通过活性氧形成、炎症启动及其级联反应增加氧化应激。细胞外基质的改变致使血管网僵硬,而氧化应激则导致血管周细胞死亡。血管内皮细胞也同样丢失,紧密连接蛋白的完整性和功能受到损害。由此,iBRB的一系列病理改变,包括血管内皮细胞紧密连接破坏、基底膜增厚和周细胞丢失、毛细血管内皮细胞凋亡,最终的结果是视网膜血管通透性高、渗漏增强,液体、电解质、大分子及蛋白渗出,血管内外渗透压改变,液体在视网膜层间积聚,形成视网膜水肿及黄斑水肿。

血-视网膜外屏障的重要组成部分是视网膜色素上皮细胞(RPE),位于视网膜和脉络膜之间,对于维持视网膜正常的代谢及功能起着重要作用。RPE细胞可分泌多种细胞因子,这些细胞因子具有多种生物学活性,在多种眼底疾病中发挥重要作用。它们同时也反作用于RPE,影响其生物活性及功能,两者间形成复杂的相互作用。RPE分泌的主要因子有VEGF、色素上皮衍生因子(PEDF)、转化生长因子-β(TGF-β)及白介素-1(IL-1)、IL-6等,在RPE参与的多种疾病过程中发挥重要作用。在糖尿

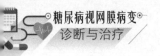

病视网膜病变中,RPE 细胞向视网膜内 VEGF 分泌大量增加,从而导致血-视网膜内屏障破坏增加、新生血管的形成等。

总之,BRB 的存在对于维持视网膜内环境稳态起着重要的作用,反之,BRB 损害将使机体细胞和体液免疫组分进入视网膜并参与视网膜疾病发生与演进。BRB 的结构和功能完整性在决定视网膜病变进程的自限或进展中起到决定性作用。如果没有 BRB 持续损害,视网膜疾病不会发生或者会很快自愈。

6. 为什么糖尿病患者特别容易发生黄斑水肿?

答:在糖尿病视网膜病变(DR)发生发展的过程中,常常会发生糖尿病性黄斑水肿(DME),它是 DR 常见的严重并发症之一。临床上合并 DR 和 DME 的患者更是不在少数,且其中多数患者尚处于工作年龄。糖尿病黄斑水肿(DME)是影响糖尿病患者视力的主要原因,也常常是最早影响患者视力的原因。它是黄斑区内毛细血管渗漏致黄斑中心凹一定区域内的视网膜增厚(图 5、图 6),原因是血-视网膜屏障破坏,而使视网膜中心区域内发生液体积聚(细胞外液)及硬性渗出沉积引起的。

那为什么偏偏黄斑容易水肿呢? 我们从生理和病理角度一起来了解一下:

(1) 正常生理情况下,视网膜保持相对脱水和透明的状态是依赖于视网膜的一系列稳态调节机制,包括上述的血视网膜内屏障和外屏障,以及由视网膜 Müller 细胞和视网膜色素上皮细胞(RPE)共同参与的视网膜引流机制,另外特定的视网膜渗透系数也使蛋白质分子在视网膜细胞、血管或脉络膜之间保持了一个稳定状态。

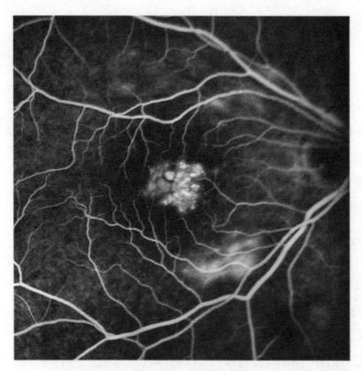

图 5　糖尿病性黄斑水肿的眼底血管造影表现

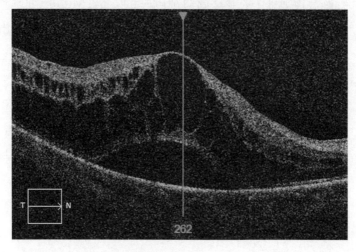

图 6　糖尿病性黄斑水肿的 OCT 表现

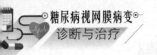

说到 Müller 细胞,它是重要的视网膜神经胶质细胞之一,贯穿了视网膜全层,并呈特异性放射状分布。因为参与了血-视网膜屏障的组成,所以它对维持黄斑区正常结构功能具有至关重要的作用。从结构上来说,其细胞体位于视网膜内层,其突触包绕视网膜神经元胞体及突触,又紧密包裹视网膜血管。Müller 细胞与视网膜神经元和血管的这种联系不仅是解剖结构上的相互作用,而且在功能上也为视网膜神经血管单位提供了稳定的内环境。比如,Müller 细胞含有大量不同的离子通道、跨膜转运分子及酶等,调节神经递质代谢、维持细胞外电解质平衡,同时,Müller 细胞合成、分泌神经营养因子等活性物质,对维持血-视网膜屏障的形态结构和保护视网膜神经元发挥了重要作用。另外,在黄斑部,由于结构位置特殊,和周围视网膜有一些区别,比如黄斑区无血管化,Müller 于黄斑区发生离心移位,而且 Müller 细胞高度延长、密度是周边视网膜的 5 倍;Müller 细胞作为视网膜的支持组织,对神经的保护、营养代谢等方面起着重要的作用;同时 Müller 细胞与视锥细胞间紧密连接,是阻止蛋白等物质渗漏的重要分子过滤器,阻止蛋白等物质的渗漏,因此它对维持黄斑区正常结构功能具有至关重要的作用。如上所述,Müller 细胞起到了支撑视网膜、组成与调节血-视网膜内屏障、作为视网膜的"通信器"监视和调控着视网膜微环境,同时也起到了分子过滤器的作用。

(2) 在糖网病的病理状态下 视网膜组织在缺血、氧化和代谢应激反应的压力下,常常早在微血管病变出现之前,就会因视网膜促炎因子-抗炎因子的失衡,造成促炎因子活化、炎症反应发生并逐步加剧。这些大量产生的炎症介质和细胞因子,会导致视网膜血管内皮细胞功能障碍、细胞损伤和凋亡,血-视网膜内屏障破坏,白细胞、红细胞和血浆逸出和渗漏,而视网膜屏障的破坏,又进一步加剧了炎症的反应,使包括 Müller 细胞在内的胶质细胞和神经细胞受到损伤,引起结构和功能上的改变。而 Müller 细胞功能障碍是黄斑中央凹引流功能障碍的重要原因,因此常常会导致黄斑水肿的发生和反复发作。

7. 什么是神经血管单位?为什么说糖尿病视网膜病变是一种神经血管单元的损伤?

答:在中枢神经系统中,我们所说的"神经血管单元"(Neurovascular unit, NVU)是由神经元、胶质细胞和血管等组成,是一个结构精密而完整的功能单位,具有多种重要的生理功能,比如控制局部能量代谢、维持微环境稳定以及保持细胞间的信号转导等(图 7)。在视网膜中,也可以看成是一个众多"神经血管单元"的整合体。在正常情况下,由血管内皮细胞、周细胞、星形胶质细胞、Müller 细胞、视网膜色素上皮细胞、各种神经元等紧密联系,组成血-视网膜内外屏障,调控视网膜内能量代谢、离子稳态、信号传导等,对维持视网膜的稳态和正常功能发挥重要作用。从糖网病发病机制角度讲,糖网病可被看作是视网膜"神经血管单元"疾病,一方面引起了前述的微血管的病变,另一方面也发生了神经元和神经胶质的病变,其中的胶质细胞作为视网膜中特殊种类的细胞起到支持和营养视网膜各级神经元与血管的纽带作用。这些胶质细胞参与血-视网膜屏障的组成与调控,并与神经元有千丝万缕的联系(图 8)。神经血管单元是中枢神

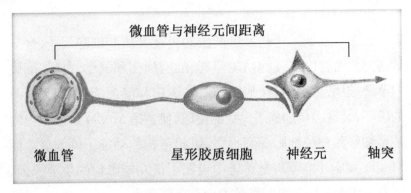

图 7　神经血管单元示意

"神经血管单元"(NVU)是由神经元、胶质细胞和血管等组成,是一个结构精密而完整的功能单位,具有多种重要的生理功能,比如控制局部能量代谢、维持微环境稳定以及保持细胞间的信号转导等。在视网膜中,也可以看成是一个众多"神经血管单元"的整合体。

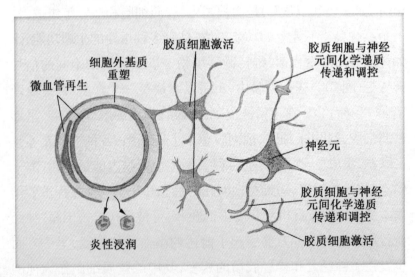

图 8　糖尿病视网膜病变的"神经血管单元"发病机制示意

在发病机制上,糖尿病视网膜病变是一类视网膜的"神经血管单元"疾病,引起微血管的病变,也发生了神经元和神经胶质的病变,这些胶质细胞参与血-视网膜屏障的组成与调控,并与神经元有千丝万缕的联系。

经系统的结构和功能单位,各组分间在功能和调控上密切相关。NVU 的每个组件都相互紧密联系在一起,形成一个结构和功能的整体,是一个高效的调节体系。

8. 糖尿病视网膜病变的危险因素有哪些?

答:糖网病的主要危险因素包括高血糖或明显血糖波动、高血压、高血脂、糖尿病病程长、糖尿病肾病(DKD)、妊娠、肥胖、易感基因等,这些危险因素也在多个国际国内的临床研究中得到临床证据(表1)。

表 1　糖尿病视网膜病变的主要危险因素及临床证据

危险因素	临床证据
血糖	DCCT[①], UKPDS[②]
血压	UKPDS[③]
糖尿病病程	DCCT[④]
血脂	ACCORD[⑤]
妊娠	DCCT[⑥]
肾病	UKPDS[⑦], WESDR[⑧]
肥胖	WESDR[⑨], SiMES[⑩]
遗传	GOLDR[⑪], TUDR[⑫]

注:①④⑥ 糖尿病控制及并发症研究;②③⑦ 英国糖尿病前瞻性研究;⑤ 糖尿病控制心血管危险行动;⑧⑨ 美国威斯康星糖尿病视网膜病变流行病学研究;⑩ 新加坡马来人眼病研究;⑪ 拉美人群糖尿病视网膜病变基因学研究;⑫ 中国台湾地区—美国糖尿病视网膜病变研究。

研究提示,胰岛素抵抗为 DR 进展的危险因素,且独立于其他代谢危险因素。胰岛 β 细胞分泌胰岛素能力下降也是严重

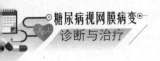

DR 的危险因素。其他相关危险因素包括吸烟、亚临床甲状腺功能减低、睡眠呼吸暂停综合征、非酒精性脂肪性肝病、血清泌乳素、脂联素及同型半胱氨酸水平等。

9. 糖尿病视网膜病变和病程的关系?

答:糖尿病病程是糖尿病视网膜病变的重要危险因素,病程越长,其发病率越高(图 9)。糖尿病病程>7 年,约 50% 发病;病程 15 年,约 63% 发病;病程 17～25 年,约 90% 发病。2 型糖尿病病程<10 年,眼底大致正常;病程 10～15 年,26% 发病;病程>15 年,63% 发病。无论是 1 型还是 2 型糖尿病,病程 30 年者视网膜病变发病率均可为 95% 左右。

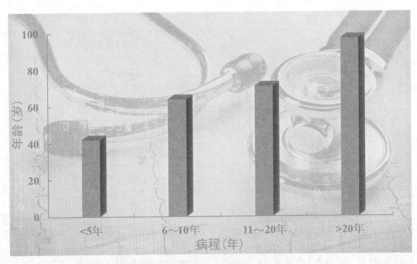

图 9　糖尿病视网膜病变发病情况与病程的关系

10. 糖尿病视网膜病变和遗传有关系吗?

答:在正常情况下,糖尿病视网膜病变是不具有遗传性的,但是糖尿病是一种多因素或多基因遗传相关的疾病,具有一定的遗传概率。如果患者在患糖尿病后不注意控制血糖,就很容易出现糖尿病视网膜病变,而且程度会更重。此类症状会有不同程度的表现,严重时可导致患者出现继发性青光眼、牵引性视网膜脱离等。不仅会使患者失去视力,还会引起眼部肿胀和疼痛,最终导致失明。因此,如果直系家属中有糖尿病患者,更应该积极关注自己的身体,早发现,早治疗,即早体检,早发现糖尿病。

11. 糖尿病视网膜病变是否和吸烟有关系?

答:吸烟作为糖尿病视网膜病变的危险因素之一,会对糖尿病患者产生不利影响,主要原因有以下几个方面:

首先,烟碱会刺激肾上腺素分泌,而肾上腺素是一种兴奋交感神经并升高血糖的激素,可造成心动过速、血压升高、血糖波动,对患者十分不利。

其次,糖尿病患者吸烟容易发生血栓事件。内皮细胞是人体血管最内层,内皮细胞暴露于常见的血管触发物就会被激活,随后造成血管内皮功能障碍,主要表现为血栓形成等恶性疾病。吸烟就是一种可以通过激活血管内皮,从而激活血小板,最终引发血栓形成的行为。一般情况下,糖尿病患者有吸烟和血糖高的情况,都会对内皮细胞形成刺激,使得内皮加速损伤,最后导致形成血栓。

再次,糖尿病患者吸烟容易造成大血管病变和微血管病变。与健康的人相比,一方面糖尿病患者更加容易发生动脉粥样硬化的情况,从而造成脑梗死、冠心病、颈动脉斑块、外周动脉粥样硬化等损伤。另一方面糖尿病患者吸烟容易造成微血管病变,

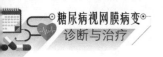
微血管指的是微小动脉和微小静脉之间,管腔直径在 100 μm 以下的毛细血管网。典型的微血管病变主要有微循环障碍、微血管基底膜增厚和微血管瘤,主要疾病表现为糖尿病肾病、周围神经病变和视网膜病变。对于还在吸烟的糖尿病患者来说,应该引起高度重视的,因为吸烟会是这类血管性疾病的"帮凶"。

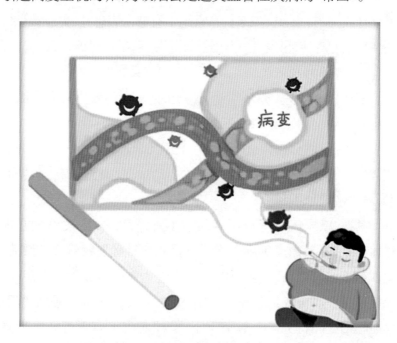

12. 糖尿病视网膜病变和"三高"有什么关系?

答:视网膜病变是糖尿病微血管并发症之一。糖尿病患者常合并高血压、高血脂。大量的随机双盲对照研究探讨了血糖、血压和血脂的控制对减缓视网膜病变的发生,推迟或减慢视网膜病变的进展。这些结果为我们对糖尿病视网膜病变患者的管理提出了标准和建议。

（1）关于血糖的控制　糖尿病控制与并发症试验（DCCT）的多中心研究是针对有关1型糖尿病控制和并发症的临床试验。其研究显示强化胰岛素控制在无视网膜病变的病变预防队列中显示病变的发生风险下降76％，在有轻-中度非增殖期患者的病变进展队列的风险下降54％。而血糖控制不仅能控制1型糖尿病病人的视网膜病变，也能控制2型糖尿病的视网膜病变。英国进行的（UKPDS）研究是针对2型糖尿病的前瞻性研究，证明了强化胰岛素控制能比常规胰岛素控制在总体上能使微血管并发症发生率下降25％，可降低视网膜病变和肾脏病变和神经病变的发生。流行病学数据分析显示了在血糖和微血管并发症之间持续的关联，当糖化血红蛋白（HbAlc）从8％降到7％，微血管病变的风险将可降低35％。

（2）关于血压的控制　英国的（UKPDS）研究显示血压强化控制组糖尿病视网膜病变进展的风险下降34％，血压下降10/5 mmHg时视力下降3行的风险下降47％，在另一项糖尿病前瞻性研究中也显示类似的结果，强化的血压控制（目标收缩期血压为<150 mmHg，相比于标准血压控制为<180 mmHg）可显著减少糖尿病视网膜病变的进展，并显著减少中度视力丧失。

（3）关于血脂的控制　美国早期糖尿病视网膜病变治疗研究组（ETDRS）针对2型糖尿病报告基线总胆固醇>6.2 mmol/L（240 mg/dl）对比<5.2 mmol/L（200 mg/dl），随诊5年，双倍增加的风险增加50％。平均观察期6.5年，采用ETDR标准7视野彩色照相观察硬性渗出，并进行分级，发现低密度脂蛋白处于高值的患者对比处于低值的患者，临床有意义黄斑水肿（英文缩

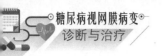
写:CSME)的风险增加3倍,而高密度脂蛋白和CSME无关,而总胆固醇和三酰甘油的升高也会增加患CSME的风险,同时,在血糖强度控制组,血脂与CMSE的关联较差。

13. 糖尿病视网膜病变为什么容易导致视力下降甚至致盲?

答:糖尿病会影响眼睛的各个部位出现各种病变,比如角膜上皮容易剥脱、白内障、糖尿病视神经病变、糖尿病视网膜病变、糖尿病眼肌麻痹等。其中糖尿病视网膜病变是糖尿病眼病中最严重的并发症,也是致盲的重要原因之一。

糖网病由高血糖引起一系列氧化应激反应,产生与低氧相关的多种炎症因子,包括最重要的血管内皮生长因子(VEGF)的释放,而且,大多数视网膜结构均具有VEGF受体,这就决定了视网膜各层都可能参与了糖网病的发生,导致视网膜在形态学上发生严重的、常常是不可逆的改变,主要表现为视网膜微血管瘤、微出血和视网膜内出血、硬性渗出、棉絮斑、视网膜内微血管异常(IRMA)、静脉管径不规则、血管通透性增加(渗出、出血)、新生血管、增殖膜形成,其中威胁视力的糖网病变(简称VTDR,指糖尿病性黄斑水肿、玻璃体积血、新生血管性青光眼、牵引性视网膜脱离等),会导致患者视力下降乃至失明。糖尿病患者如不治疗,1/3的威胁视力的糖网病患者会在3年内发展到法定盲的程度。即使经过积极的早期治疗,仍有不少糖尿病患者最终发展成低视力或盲,全球每年有约300万~400万人因此病而失明。而且,糖尿病在发生视网膜血管病变的同时也发生了神经元和神经胶质病变,许多研究也发现视网膜内的所有神经元,包括光感受器细胞、双极细胞、节细胞、水平细胞等,在糖尿病视网膜病变的早期已发生了神经元凋亡和退行性变。

14. 临床上糖尿病视网膜病变有哪些常见认识误区?

答:随着逐渐步入老龄社会,人民生活水平提高,糖尿病患者日渐增多,糖尿病视网膜病变的发病率和致盲率也呈上升趋势。近年来人们对糖尿病眼病的危害已有了普遍的认识,但仍然存在着一定的误区。

误区一:"血糖控制好,糖网病就不会发展到失明"

控制好血糖就不得糖网病,血糖控制得好,就不会失明。这种观点是片面的,血糖控制得好,糖网病相对发展会慢一些,血糖控制较差,视网膜病变会发展的较快,失明率会显著提高。但是在实际生活中的糖尿病患者,几次血糖检测正常,并不能代表是真正严格意义上的控制血糖。糖网病是微血管的病变,是一个缓慢渐进性发展的过程,和病程等许多因素有关。因此,即使血糖控制尚好,糖网病仍有发展的可能,需要做好眼底的定期监测。

误区二:"等出现视力下降了再去看眼睛"

糖网病早期对视力没有明显影响,患者也往往因为没有症状而不去眼科检查,但这并不代表一定没有眼病,等到视力出现问题再去就诊时病情往往已不是早期,甚至错过关键的治疗时机。还有些老年糖尿病患者,常常把糖网病所致的视物模糊误认为是年老眼花或者是白内障,不以为然,白白错失治疗良机。

误区三:"出现眼底病变,怕伤眼睛,不能用激光治疗"

很多人认为打激光会把眼睛"打瞎"。这种观点是错误的,虽然眼底激光是一种"破坏性"的治疗,但是其目的是延缓疾病

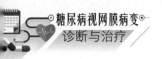

的发展,避免失明。眼底打激光机制是封闭无灌注区,减少视网膜耗氧量,避免新生血管形成,诱导已经形成的新生血管消退,避免出现视网膜出血,增殖膜的形成。现阶段,虽然眼内注射药物治疗得到了很大发展,但眼底激光(视网膜光凝),仍是治疗糖网病变的一个经典、常规、损伤相对小、能有效预防失明的重要治疗方法。

误区四:"糖网病可以使用某些药物得以治愈"

糖网病是糖尿病的并发症之一,和糖尿病一样,目前的治疗目的主要是控制和延缓发展,避免对视功能造成严重的损害,目前来说并不能治愈,现代的药物、激光、手术治疗可以减少视功能损害,控制和延缓疾病的发展,但并不能彻底治愈。尤其要提醒广大糖网病患者,我们需要科学对待,片面使用各种保健品,不但不能治愈糖网病,反而有可能延误治疗时机,对视功能造成永久的损害。

15. 青少年时期发生糖尿病有什么特点? 对视觉损伤会更严重吗?

答:青少年时期糖尿病多数为 1 型糖尿病。1 型糖尿病,又名胰岛素依赖型糖尿病,多发生在儿童和青少年,也可发生于各种年龄。起病比较急剧,原因为体内胰岛素绝对不足,容易发生酮症酸中毒,必须用胰岛素治疗才能获得满意疗效,否则将危及生命。病因主要为自身免疫系统缺陷、家族遗传、病毒感染等引起。

不同于 1 型糖尿病,2 型糖尿病起病年龄较晚,多为中老年。然而,伴随着肥胖在青少年中流行,青少年 2 型糖尿病的发病率也迅速增长。最近 *New English Journal of Medicine* 杂志发表了一项重磅研究——针对青少年 2 型糖尿病的 TODAY 研究 10 年随访结果出炉,发现青少年 2 型糖尿病患者的血糖控制和并发症情况不容乐观。研究发现,2002～2012 年,美国青少年 2 型糖尿病的发病率年增长率为 4.8%,远超 1 型糖尿病。青少年 2 型糖尿病群体的逐步扩大引起了医学界的关注。不同于成人,青少年 2 型糖尿病患者具有自己的特点,合并肥胖比例更高、胰岛素抵抗更严重、受到外界因素影响更多。长达 10 年的随访证实青少年 2 型糖尿病患者比 1 型糖尿病患者和成人 2 型糖尿病患者有更多的糖尿病并发症,鉴于患者的年龄,未来将会面临更多、更严重的健康挑战,同时也会给社会带来沉重的医疗负担。因此,应该及早关注青少年 2 型糖尿病患者的血糖控制和并发症保护,更重要的是预防儿童肥胖,这对于降低青少年 2 型糖尿病的发生率至关重要。

糖尿病视网膜病变的临床表现

1. 糖尿病视网膜病变的典型症状是怎样的？

答: 我们已经知道,糖网病的发生和发展,不仅取决于代谢障碍的程度,还与糖尿病的发病年龄、病程长短、遗传因素和糖尿病控制情况有关。因此从症状上来说,多数糖尿病视网膜病变患者会有不同程度的糖尿病多饮、多尿、多食和疲乏、消瘦等症状。眼睛方面,在视网膜病变初期,一般无眼部自觉症状,随着病变发展,可引起不同程度的视力障碍。若黄斑区受累,可有视野中央暗影,中心视力下降和(或)视物变形等症状。视网膜小血管破裂,少量出血进入玻璃体,患者可自觉眼前有黑影飘动。当新生血管大量出血到玻璃体腔,视力可严重丧失,仅存光感。黄斑区以外的视网膜血管闭塞,或增殖性视网膜病变导致视网膜脱离,则视野出现相应部位较大面积的缺损。因此,糖尿病视网膜病变的自觉症状可以多式多样,归纳一下主要有以下几方面视力障碍表现(图10):

(1) 视力下降　视力模糊、复视、视物变形或阅读困难。

(2) 眼前黑影　视野中有飞蚊症(眼前出现黑点,随着眼球转动而飘动)或斑点。

(3) 视物变形　视物感觉异常,扭曲变形。

(4) 视野缺损　视力部分或全部丧失,或视野中有阴影、遮挡。

(5) 眼球疼痛　眼球疼痛、压迫或持续发红。

特别需要提醒糖尿病患者的是，单纯的视力表现不足以完全代表糖尿病视网膜病变的严重程度，糖网病早期可以没有任何症状，当进展到严重程度之前视力可以没有变化，然而自觉视力模糊时，往往已经丧失治疗良机。因此，掌握科学防控知识依旧非常重要。

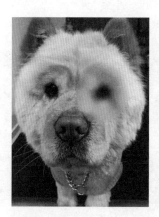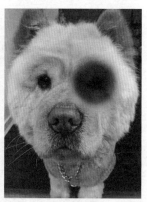

图 10

糖尿病视网膜病变患者典型视觉所见糖尿病患者视觉障碍时可出现眼前黑影或斑点、视物变形和视野缺损等表现。

2. 为什么眼前常有小黑点飞过的感觉时，需要警惕"糖尿病视网膜病变"？

答：人们对"飞蚊症"可能并不陌生，就是眼前有小蚊子从眼前飞过的感觉。我们的眼睛看东西就像照相机拍照一样，光线可以透过眼睛的透明介质，依次通过角膜、房水、晶状体、玻璃体，最后达到视网膜成像，当其中的玻璃体发生混浊时，就会形成飞蚊症(图 11)。飞蚊症分为有 2 种：一种是生理性的飞蚊症，这是一种自然老化现象，随着年纪增大，玻璃体会"液化"，产生一些混浊物，我们通常称为"好的"蚊子，但如果同时还伴有视野遮挡、视力下降，甚至出现闪光感、眼红眼痛，那这些就是"坏的"

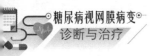

飞蚊症,需要引起高度重视,尤其是糖尿病患者。因为糖尿病视网膜病变是导致"坏的"飞蚊症发生的一个重要原因。当糖尿病发展到一定的时期会损伤眼底视网膜血管,导致眼底视网膜微血管瘤、出血、渗出、血管闭塞等,后期出现新生血管、大量出血、机化增殖,甚至牵拉性视网膜脱离等,最终导致失明。因此,对于糖尿病患者,当觉察到眼前常有小黑点、小蚊子飞过,需要警惕,糖尿病视网膜病变的发生、发展。

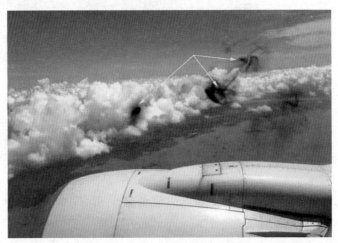

图 11　玻璃体混浊示意图

当玻璃体发生混浊时,就会形成飞蚊症(黄色箭头所示)。

3. 怎样明确是否患有糖尿病视网膜病变呢?

答:为了明确糖尿病患者是否患有糖尿病视网膜病变及其严重程度,在眼科的检查应该包括:

(1) 视力　包括裸眼视力及屈光矫正后的最佳矫正视力检查;

(2) 裂隙灯显微镜检查;

(3) 眼压;

（4）扩瞳前的房角检查　因为扩瞳前虹膜新生血管容易辨认,当虹膜出现或怀疑有新生血管形成,或眼压升高时,房角镜可用于检测前房角处的新生血管形成;

（5）瞳孔对光反射评估视神经功能障碍;

（6）完整的眼底检查　包括对视网膜后极部的检查(首选扩瞳);

（7）视网膜周边及玻璃体检查。

常常需要进行的辅助检查包括:

（1）彩色无赤光眼底照相;

（2）光学相干断层扫描(OCT);

（3）荧光素血管造影(FA)　可以为伴临床有意义的黄斑水肿(CSME)患者指导激光治疗,检测不明原因的视力下降以及明确新生血管;

（4）血流光学相干断层扫描(Angio-OCT)　具有非侵入性,可在不同水平视网膜中显示毛细血管水平的异常,为黄斑缺血提供定量评估,但不能检测到渗出;

（5）B型超声　可以评估玻璃体积血,确定玻璃体视网膜牵拉的严重程度,并在屈光介质不透明的情况下以助诊断糖尿病引起的牵引性视网膜脱离等。

4. **糖尿病视网膜病变有哪些血管病变的临床体征?**

答:糖网病的血管临床体征主要包括毛细血管和视网膜动、静脉异常:

（1）毛细血管异常

1）微血管瘤:微动脉瘤是检眼镜和荧光血管造影能查见的最早的糖尿病视网膜病变。这种改变虽可见于其他疾病,如高

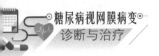
血压或视网膜静脉阻塞等视网膜的病变,但以糖尿病视网膜病变发生的频率最高,数量也最多,颇具有特征性。微动脉瘤在眼底照片或检眼镜下表现为视网膜上的红色小点,常呈圆形,颜色深红类似视网膜深层的小出血点。若对视网膜上出现的红色小点不能分辨为微动脉瘤或小出血点,则可在随访观察中注意,后者常在较短期内消退。糖尿病视网膜病变的微动脉瘤常先出现在眼底后极部,尤其在黄斑区,并多在颞侧。随病程延长,则分布于视网膜各处并常密集成群。微动脉瘤有时在视网膜与异常扩张的微血管相连,并常位于毛细血管闭塞区周围。微动脉瘤的半衰期约数月,逐渐发生内皮结构破坏和透明变性并瘤腔闭塞。在视网膜病变进程中,新的微动脉瘤发生与旧的消失,在视网膜各处交替发生(图12)。

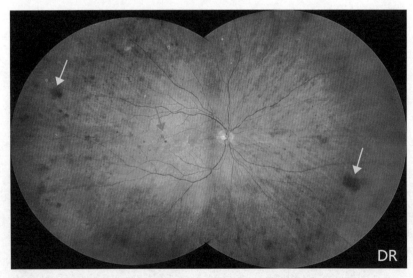

图12　糖尿病视网膜病变眼底照相显示视网膜微血管病(蓝色箭头)
与出血斑(黄色箭头)

2）毛细血管扩张和渗漏：视网膜毛细血管管径 5～12 μm，荧光眼底血管造影检查或血管 OCT 检查可显示微细的血管网。黄斑区毛细血管丰富致密，但朝向黄斑中心部分迅速变细而且稀疏，在中心凹周围形成环形的连续网络，称为黄斑区的毛细血管拱环。毛细血管扩张也是一种糖尿病患者视网膜的早期改变。糖尿病患者在检眼镜检查未发现视网膜病变以前，部分患者经荧光血管造影，发现视网膜毛细血管的能见度增强，表明有轻度毛细血管扩张，可能是由于代谢需要的循环自我调节机制紊乱，这是一种可逆的微循环功能性改变。随病程进展，组织缺血缺氧的程度加重，自动调节不能代偿，毛细血管便易发生器质性损害。

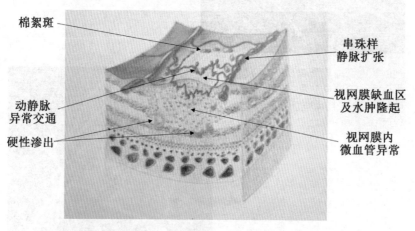

图 13　视网膜内微血管异常、硬性渗出和棉絮状斑模拟图

在较严重的糖尿病视网膜病变，可出现视网膜内微血管异常（简称"IRMA"），是由于视网膜前小动脉和小静脉之间的毛细血管网的闭锁，而导致的周围残留毛细血管的扩张（图 13）。常发生在无灌注区旁的视网膜内毛细血管床或吻合支的扩张部分。

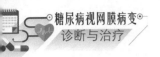
IRMA是增殖前期的改变,也可以是新发生的血管芽,检眼镜下呈树墩状或末端尖形扩张,荧光血管造影下容易识别(图14)。

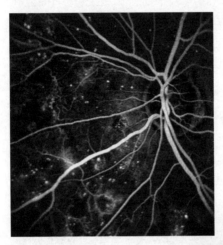

图 14

视网膜内微血管异常(IRMA) 荧光血管造影检查发现一个象限出现明显的视网膜内微血管异常(IRMA)(红色箭头所示)。

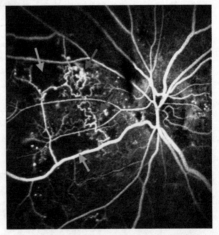

视网膜内微血管异常(简称"IRMA"),是由于视网膜前小动脉和小静脉之间的毛细血管网的闭锁,而导致的周围残留毛细

血管的扩张,常发生在无灌注区旁的视网膜内毛细血管床或吻合支的扩张部分。

视网膜硬性渗出为黄白色,一般出现在视网膜深层,影响和破坏视网膜细胞成分,由脂蛋白在正常视网膜和水肿视网膜的交界处发生沉积而引起的。

视网膜棉絮斑(软性渗出)表现为边界模糊、呈棉絮或绒毛样,位于视网膜浅部的神经纤维层,是视网膜微血管闭塞性损害,组织严重缺血以致神经纤维层发生梗死的表现。

黄斑区病变较重者,可在荧光血管造影或血管 OCT 片上可查见黄斑毛细血管拱环变形,甚至拱环毛细血管网络破坏而不连续。扩张的毛细血管和微血管瘤,管壁通透性异常,在荧光血管造影图上表现为初期荧光渗漏渐向四面弥散,后期成为边界模糊的荧光斑团(图5)。这种血浆物质的外渗是视网膜渗出,出血和水肿等病变的基础。有些较重的糖尿病视网膜病变可见视神经盘周围辐射状毛细血管扩张和荧光渗漏,造影后期视盘边界和血管轮廓模糊,其周围有荧光着染。这些现象常常预示着有发展的增殖性视网膜病变的可能性。

3) 毛细血管无灌注区:视网膜缺血是糖网病眼底荧光血管造影检查时低荧光的常见原因,这也只有在荧光血管造影或血管 OCT 检查中才能发现的较严重和有重要意义的视网膜病变。这个体征说明毛细血管管壁细胞破坏并有较严重的小血管闭塞。在造影图上表现为大小的斑点状或片状荧光的暗区,此区周围的毛细血管正常形态中断。无灌注区多先发生于眼底赤道部视网膜,渐向后极和周边发展。无灌注区累及一整个微循环单位,即

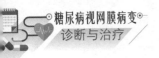
由供养小动脉、属于它的毛细血管网和收集小静脉所供应的范围。在无灌注区内常见微血管瘤、或微血管瘤链和异常扩张的微血管。视网膜前新生血管通常在缺血区边缘处形成(图15)。

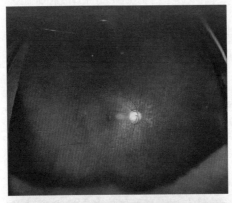

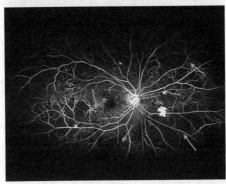

图 15

增生性糖尿病性视网膜病变
上图为超广角眼底照片,下图为
其荧光血管造影,显示大片毛细
血管无灌注区(蓝色箭头),新生
血管形成(红色箭头)。

无灌注区在视野中表现为相应位置的暗区,但往往因其缓慢发生且位置未在眼底后极正中而常常不引起明显自觉症状。当无灌注区波及黄斑区者,在血管OCT或荧光血管造影图上表现为中心凹的无血管区比正常增宽。若中心凹周围毛细血管拱环的连续性破坏,则造成黄斑缺血性损害,预示着视力的预后不良(图16);若视乳头黄斑束的部位出现无灌注区者,视力损害也将很严重。

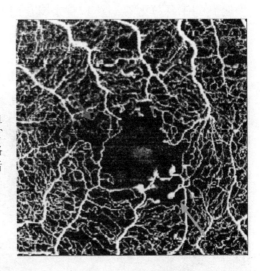

图 16

糖尿病视网膜病变患者的血管 OCT(OCTA),血管 OCT 显示黄斑拱环毛细血管网络破坏而不连续(红色箭头)、后极部微血管瘤(蓝色箭头)。

4)动静脉交通:检眼镜检查有时可见比毛细血管粗大,将动静脉直接连接的异常扩张的血管。造影检查时,这些血管多数可有管壁荧光着色和较轻微的渗漏,并位于毛细血管闭塞区内。这种血管多系毛细血管闭塞过程中发生的侧枝,是视网膜血管床中试图恢复正常血流的一种表现。

(2)视网膜动、静脉异常

1)视网膜小动、静脉异常:有一些视网膜的小动、静脉血管异常在眼底照相上不易发现,但在荧光血管造影时显而易见,管壁有荧光着染和渗漏使血管轮廓变模糊。随着病情加重,可发生小血管管腔闭塞,在分支处遗留有短棍状血管残端;有些小血管还表现为串珠状曲张,或呈环形弯曲,有时眼底血管鞘包绕。

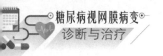
2）视网膜大动、静脉异常：糖尿病视网膜病变最常表现静脉迂曲扩张和管径不匀。视网膜病变后期更为突出，静脉血管可呈典型的串珠样改变（图17，图13），血管可盘绕成环形，有的并有白鞘。严重者，静脉管壁可有荧光渗漏，还可发生视网膜静脉阻塞的表现。

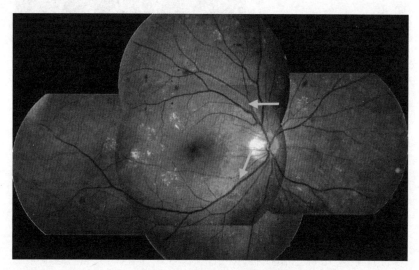

图 17　静脉串珠样改变

为重度非增生性糖尿病性视网膜病变的表现之一，显示 2 个或以上象限出现静脉串珠样改变（绿色箭头）。

5. 为什么常常将眼底见到微动脉瘤作为糖尿病视网膜病变已启动的标志？

答： 视网膜缺氧是微动脉瘤形成的主要因素，据推断可能与新生血管形成的机制有关或类似，但程度较轻，或许是新生血管形成的一种夭折现象。因此，微血管瘤是早期糖尿病视网膜病变起始的关键体征。在糖网病的不同阶段,微血管瘤的变现形式也有所不同:在背景期,一些小的早期微血管瘤在眼底镜下很难发现,但在荧光素眼底血管造影上能清晰地显示出来,且无荧光渗漏,此时,微血管瘤可能会增多,也可以从一个地方消失,又出现在其他地方;随着疾病进展,微血管瘤能够通过眼底镜检查清楚地观察到,因其内皮结构不健全,血-视网膜内屏障功能破坏,当荧光素眼底血管造影时可见管壁上有荧光渗漏,如瘤腔未栓塞,则血中蛋白和其他物质和分子均可渗出到视网膜内,当血管瘤较多时漏出物增多,导致其周围视网膜不同程度水肿,是造成视网膜水肿的一个重要原因。若微血管瘤内有血栓形成,瘤体可以大小不一,在眼底镜下可见其轻微的不规则黄色管壁,同时造影上有显著的荧光渗漏,这种血栓性微血管瘤最终会发生萎缩。一些文献作者认为,微血管瘤是发育不全的早期新生血管,在OCT血管成像中可以被清晰显示。

6. 糖尿病视网膜病变的视网膜出血有哪些表现形式?

答:视网膜出血是血管外损害的表现形式之一。糖网病患者出现视网膜出血时,根据出血位置的不同,其表现形式不同、临床表现的严重性也会不同。出血位置较深时,常在内核层,常呈圆形或不规则斑点状,多与视网膜微动脉瘤或微血管异常相伴发生。视网膜浅层出血通常是沿着神经纤维层走行方向,呈长条形或"火焰状"出血,在伴有高血压的患者中更多见。各种出血斑常与棉絮状渗出斑邻近或与其重叠。视网膜出血严重者可融合成大片累及视网膜各层,甚至突破内界膜成视网膜前出血,表现为上界呈水平线,下界呈半球弧形的舟状出血团。如果大量出血再突破玻璃体膜进入玻璃体腔内,则引起玻璃体混浊,导致重度视力障碍(图18)。

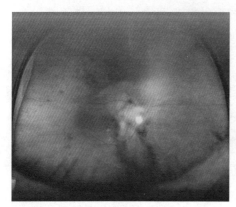
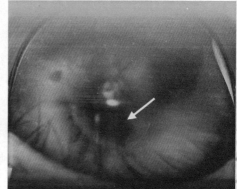

图18　双眼玻璃体积血患者的超广角眼底照相(黄色箭头所示为玻璃体积血)

7. 为什么糖尿病视网膜病变的眼底上会出现黄白色斑点?

答:视网膜渗出是出血以外的另一种血管外损害的表现形式,包括硬性渗出和软性渗出(图13)。

(1) 硬性渗出　糖尿病视网膜病变较早期常在眼底后极部出现边界比较清楚的蜡黄色点片状渗出,称为硬性渗出。这种渗出大小不等,间或在黄斑区或其附近呈环状(图19)。硬性渗出位于视网膜神经节细胞外层,可渗入并损伤视网膜的其他层次结构,硬性渗出是由于脂蛋白在正常视网膜和水肿视网膜的交界处发生沉积而引起的(图20),这种脂质组成的黄白色渗出物可渐被吸收而消散,另外又出现新的硬性渗出。眼底荧光血管造影检查在这些渗出斑的边缘或环形渗出的中央常见明显的毛细血管异常和渗漏,并在这些渗出吸收以后遗留的瘢痕处现高荧光,表明该处有毛细血管和色素上皮的损害。

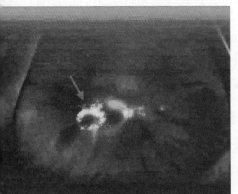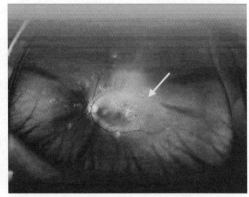

图 19　糖尿病性黄斑水肿的硬性渗出

性渗出是由于脂蛋白在正常视网膜和水肿视网膜的交界处发生沉积而引起的。大小不等的硬性
出在黄斑区或其附近(黄色箭头),可呈环状(红色箭头)。本图为病程 10 年,57 岁男性,Ⅱ 型糖
病患者的双眼广角眼底照相。

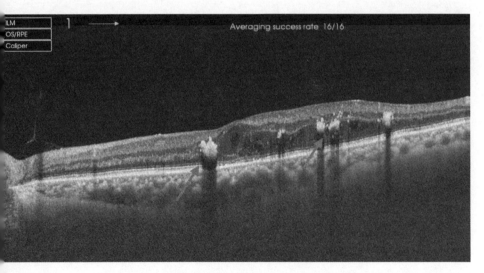

图 20　糖尿病性黄斑水肿的 OCT 图像

显示黄斑囊样水肿,其间可见硬性渗出灶(红色箭头)。

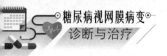
（2）棉絮状斑-软性渗出　棉絮状斑为大小不等、形状不规则的灰白或乳脂色调的视网膜渗出斑,边界模糊呈棉絮或绒毛样,位于视网膜浅部的神经纤维层。常出现于眼底后极部视网膜距视盘 3～4 个视盘直径的范围内,多数沿大血管附近分布。这种渗出斑是视网膜微血管闭塞性损害,组织严重缺血以致神经纤维层发生梗死的表现。因此,软性渗出显示视网膜循环重度障碍引起的组织破坏,预示视网膜病变有迅速发展成为增殖性改变的趋势。软性渗出的半衰期半年至一年半,年龄较大的患者消散较缓慢。由于这种渗出附近多有微动脉瘤和微血管异常的渗漏,荧光血管造影时这种渗出斑常有荧光着染。

8.糖尿病视网膜病变容易发生哪些黄斑病变而导致视力损伤?

答:糖网病可以发生各种黄斑病理改变,包括出血、渗出水肿和微血管瘤、黄斑前膜形成等,其中以黄斑水肿最常见。糖尿病黄斑水肿(英文缩写:DME)是糖尿病期间血—视网膜屏障(英文缩写:BRB)遭到破坏,引起细胞内和细胞外水肿而导致,属于糖网病的严重并发症,大约有 1/3 的糖网病患者会受到 DME 的影响甚至视力丧失。DME 常伴随着糖网病产生,可发生于糖网病的任一时期,在晚期更为常见。黄斑水肿可因发病机制、组织病理、病程而有所不同,可表现为局灶性与弥漫性黄斑水肿、囊样黄斑水肿、牵引性黄斑水肿和黄斑缺血等:

（1）局灶性与弥漫性黄斑水肿　黄斑水肿是由于毛细血管渗漏引起的,既可能是毛血管壁改变直接引起,也可能是早期出现的视网膜内微血管异常所致。距这些血管异常改变的一定距离,脂蛋白在正常视网膜与水肿视网膜交界处发生沉积,形成圆形或斑块形硬性渗出。

黄斑水肿与管壁异常有关也于血液异常有关:管壁异常导致大量液体渗漏;而血流异常常导致血小板聚集及血黏度增加。

(2)囊样黄斑水肿　视网膜水肿出现花瓣状或蜂窝状改变,初为局限的、点状的,随之发生弥散,开始出现假性囊样液泡,接着出现"花环"状和"花瓣"状改变。这是典型的慢性黄斑囊样水肿表现。一旦形成中心腔,水肿几乎就不可逆了。眼底荧光血管造影也证实生物显微镜关于这类水肿的发现。

(3)局灶性与弥漫性牵拉性黄斑水肿　有些情况下,黄斑水肿是由黄斑前膜造成的。黄斑前膜引起视网膜皱襞和深层视网膜水肿,起初为弥漫性水肿,最终进展为囊样水肿。对于此类病变,治疗上,抗血管生成药物治疗无效,需要采取手术治疗。

(4)缺血性黄斑病变　黄斑水肿与微缺血也存在一定关系,如果没有微缺血,即使管壁发生异常但不会产生渗漏。黄斑区的无灌注可使毛细血管网形态混乱,有时会破坏黄斑血管弓。OCT血管成像能很好地显示黄斑毛细血管丢失(无灌注区),有时伴黄斑毛细血管拱环的破坏及无血管区的扩大。因此,随着缺血程度的累积和加重,缺血性黄斑病变会是导致视力丧失的一个重要原因。

以上这些黄斑水肿表现在病情的不同阶段常常会混合出现,共同导致视力丧失。

9.怎样判断糖尿病视网膜病变的严重程度?是否会失明?

答:糖尿病是一个终身性疾病,随着疾病的发生发展,糖尿

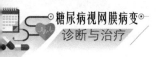

病视网膜病变也在不断进展中,DR是成年人视力损害的主要原因。早期临床可见表现包括微动脉瘤形成和视网膜内出血。微血管损伤导致视网膜毛细血管无灌注、棉絮斑、出血增多、静脉异常以及视网膜内微血管异常。在此阶段,血管通透性增加可导致视网膜水肿增厚和(或)渗出,从而导致中心视力丧失。到了增殖期是由于小动脉和小静脉闭合,视盘、视网膜、虹膜和滤过角新生血管的继发性增生所致。这些新生血管分别可导致牵拉性视网膜脱离和新生血管性青光眼。在这一阶段,由于黄斑毛细血管无灌注或水肿、玻璃体出血、变形或牵拉性视网膜脱离,视力可能因此丧失而失明。

10. 为什么糖尿病视网膜病变黄斑水肿会那么损伤视力?

答:临床中发现患有糖尿病黄斑水肿的人数正逐年增加,而黄斑是眼睛里最重要的结构,糖尿病患者由于长期处于高血糖状态,会引起视网膜血管渗透性改变,进而导致糖网病。糖尿病患者群体中,有1/3的人出现糖网病,而这其中有1/3的糖网病会出现糖尿病性黄斑水肿,从而严重影响视力,甚至有失明的风险,因此杀伤力巨大。

无论是轻度糖尿病视网膜病变,还是重症糖尿病视网膜病变,糖尿病黄斑水肿都是影响糖尿病患者视力健康的最主要原因,也是糖尿病患者人群失明的最主要原因,我们应高度关注和认识糖尿病黄斑水肿,避免疾病进一步进展,造成无法挽回的视力损伤。

糖尿病黄斑水肿在早期并无明显症状,其进展是一个隐性且慢性的过程,但随着糖尿病的病程越来越长,患者发生糖尿病眼底改变的概率也就越来越大。

糖尿病黄斑水肿之所以非常影响视力,其起病原因与糖网病发病机制一致,但也有其结构上的特殊性,归纳一下主要原因由以下三方面造成:

(1)血-视网膜屏障遭到了破坏 血-视网膜屏障又分为内屏障和外屏障,内屏障是由视网膜毛细血管内皮细胞的紧密连接构成,外屏障是由视网膜色素上皮细胞的紧密连接构成。细胞外液主要来自血管内血液成分外流,其主要机制是视网膜内外屏障的破坏。内屏障的破坏使微血管瘤渗漏或视网膜内微血管异常致血管通透性增加,导致细胞外液聚集在神经纤维层和内核层之间。外屏障的损害使脉络膜毛细血管内的大量液体进入视网膜神经感觉层,从而导致黄斑水肿,同时视网膜色素上皮泵功能缺损,减少了液体从视网膜神经感觉层流向脉络膜毛细血管。

(2)血流动力学改变 视网膜细胞外液的异常积聚导致黄斑水肿,其消长依赖水分在血管和组织间转运方向。依据Starling定律,血管与组织间的流体静力压差使水分由血管渗入组织,而血液和组织液间的渗透压差回收并保留水分。正常状态下,两者保持平衡,组织和血管间无水分流动。如果毛细血管和静脉的流体静力压升高,使水分由血管内渗入组织则引起水肿;反之,若渗透压恒定,流体静力压下降,则减轻水肿。

(3)视网膜灌注不足 有时黄斑水肿是由于黄斑缺血所造成的,对于这些病例无论做与不做光凝治疗,视力预后都很差。

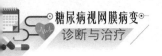
黄斑缺血可能由于中心凹毛细血管丧失、黄斑外毛细血管无灌注、增殖性糖尿病性视网膜病变所引起。而脉络膜缺血也可引起视网膜色素上皮层功能障碍,及血-视网膜外屏障破坏而造成浆液性视网膜脱离及黄斑水肿。

综上所述,糖尿病黄斑水肿的视功能损伤是由多因素造成的,有黄斑生理结构的特殊性,也有血液神经组织代谢的致病因素。未良好控制和治疗,可以造成严重视力损伤而致盲。

11. 如果目前视力尚好,有必要检查糖尿病视网膜病变吗?

答:糖尿病视网膜病变是一种非常常见的糖尿病并发症,但又常常易被忽视。糖尿病患病时间越长,发病率越高。在视网膜上引起病变不是"一日之功",而是经年累月的血管损伤造成的,然而,由于影响视功能的过程往往较为隐匿,常常在出现严重视力下降前往往视力尚好而不受重视,因此,得了糖尿病就需要从控制易感因素出发,比如,正确控糖、控血压、控血脂、避免血管损伤的行为(如烟酒等),同时按照糖网病分级要求定期进行眼底检查,从而早发现,早干预,可以有效预防失明。

12. 糖尿病患者行白内障手术安全吗? 围手术期需要如何注意?

答:糖尿病视网膜病变和糖尿病性黄斑水肿患者常并发白内障,且白内障发生得更早且更普遍。合并有糖尿病的白内障患者是一类比较特殊的人群,围手术期的管理严谨程度更应高于正常人。尽管白内障手术已取得了可喜的进展,但看似常规的白内障手术仍可能导致糖尿病和非糖尿病患者出现人工晶状体眼黄斑水肿,人们仍会担心该手术可能会加重糖网病。因此对糖尿病合并白内障患者需要注重规范性术前、术中和术后的管理,术前需确定 DR 和 DME 的严重程度,并在白内障手术前开始必要的治疗,比如必要的激光光凝、玻璃体药物注射治疗等,通过协调视网膜疾病的治疗与白内障手术的时间,可以优化患者的术后视力结果,减少并发症的发生。糖尿病对患者白内障术后的影响,除视网膜疾病外,该人群后发性白内障(PCO)的发生率也较高。因此,对糖尿病合并白内障的人群不仅要做好术前术后眼底疾病的治疗管理,在人工晶状体方面亦要作出合理选择。

总之,糖尿病白内障手术,是眼科领域的难点与热点,也是国际上各大专家执着研究、亟待攻破的难题。如何让糖尿病患者白内障术后获得更好、更稳定的视觉质量,是我们当下面临的挑战,中国糖尿病患者白内障围手术期管理策略专家共识(2020年)也给出了规范化的管理方案,我们在后面的章节也会详细谈及。

13. 听说糖尿病患者视力不好很普遍,听其自然可取吗?

答:在糖尿病患者中,超过 1/3 发生糖尿病视网膜病变,而30%～50%的糖尿病患者从来不做眼科检查,每年定期作眼科检查的患者,不足 10%。随着糖尿病科普宣传工作的深入,人们对于糖尿病可能引起的视力损伤甚至失明都已有所闻,但许多糖尿病患者依然会心存侥幸,常常采取听其自然的心理。然而,糖网病包括黄斑水肿在早期可能并无明显症状,其进展是一个隐匿且慢性的过程,但随着糖尿病的病程越来越长,患者发生糖尿病眼底改变的概率也就越来越大,发展至中后期对视功能将产生明显的影响,必须采取果断的措施避免引起视网膜结构的损伤,如果不及时治疗的话,患者视功能将会难以恢复,导致失明。因此,做好早期筛查、早期诊断、早期治疗,才是明智之举,而不是听之任之。

14. 最近视力下降,但工作太忙,可以等等再说吗?

答:糖尿病视网膜病变是工作年龄段人群首要的致盲性眼病,从发展过程上来看分为几个阶段(图 21):第一阶段为视网膜无病变期;第二阶段为非增生性糖尿病视网膜病变期,此时患者眼底可以有微血管改变和液体渗出,视功能可能出现下降;第三个阶段为增生性糖尿病视网膜病变期,这是第二阶段病情未得

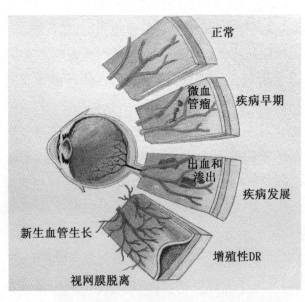

图 21　糖尿病视网膜病变的发展过程

到有效控制而发展形成的,其特点是在原有病变的基础上出现视网膜新生血管、玻璃体出血、牵拉性视网膜脱离等严重致盲性病变。在这个发展过程中,第一阶段和第二阶段早期的患者,如果能有效控制糖尿病就可以大大延缓眼底病变的形成和发展,不需要作特别的治疗;而第二阶段后期和第三阶段的患者,单纯控制糖尿病已经无法控制眼底病变的进展,必须进行眼底激光治疗,或在玻璃体视网膜手术的基础上进行眼底激光治疗。因此,特别提醒:对于工作年龄段的糖尿病患者,如果已有视力下降现象,进行详细的眼底检查越早越好,才能为视力康复争取最大机会。

15. 如果已经看不见了,还有必要进行检查吗?

答:当糖网病进入到增殖期或黄斑水肿的严重阶段,可因出现视网膜新生血管、玻璃体出血、牵拉性视网膜脱离等严重视力损伤而致盲。但现代的治疗方案上,无论是玻璃体药物治疗、手术治疗、激光治疗还是各种方法的联合治疗方案,都可以不同程度地挽回有用的视功能,因此,糖尿病患者即使"看不见"了,也需要及时全面眼科检查、及时针对性地治疗。

16. 为什么糖尿病眼底检查需要散瞳? 散瞳检查会对眼睛造成损伤吗?

答:散瞳是眼科的常规检查和治疗方式,方法是使用散瞳药或睫状肌麻痹药散大瞳孔。散大瞳孔后,医生能观察到视网膜周边部,全面了解眼底情况;散瞳检查可进行更准确的屈光检查;还可以防止瞳孔后粘连,缓解疼痛和畏光等作用。

对于糖尿病患者,散瞳检查非常必要,以便观察眼底,及时寻找是否存在以下情况：包括全视网膜血管、视神经、新生血管、视网膜脱离、疤痕组织、白内障及眼压变化等。散瞳检查通常都是非常安全的，但对于青光眼等高危人群，散瞳有导致眼压升高的风险。但眼科医师会通过询问病史及家族史，并通过裂隙灯检查、眼压检查结果综合评价散瞳检查的可行性和必要性，糖网病危急时也可通过在严密观察和保护的状态下，做好临时性散瞳准备，以完成必要的眼底全面检查。

糖尿病视网膜病变的诊断

1. 完成一次糖尿病视网膜病变诊断需要关注哪些因素？完成哪些检查？

答:糖网病诊断过程,包括完成相关的病史采集、眼科全面检查和辅助检查,以进一步决定后续安排治疗和随访计划等。具体包括:

(1) 病史采集应当包括:糖尿病病程长短;既往 HbA1c 控制情况;用药史;病史,如肥胖、肾病、系统性高血压、血脂水平、怀孕,神经病变;眼部病史,如外伤、其他眼病、眼部注射、手术、视网膜激光治疗及屈光手术等。

(2) 眼科检查应该包括:

1) 视力和最佳矫正视力;

2) 裂隙灯显微镜检查;

3) 眼压;

4) 扩瞳前应进行房角检查扩瞳前虹膜新生血管容易辨认,当虹膜出现或怀疑有新生血管形成,或眼压升高时,房角镜可用于检测前房角处的新生血管形成;

5) 瞳孔对光反射评估视神经功能障碍;

6) 完整的眼底检查包括对视网膜后极部的检查(首选扩瞳);

7) 视网膜周边及玻璃体检查。

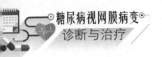

（3）眼科辅助检查包括：

1）彩色无赤光眼底照相；

2）光学相干断层扫描（OCT）；

3）荧光素血管造影（FA）；

4）OCT血管成像（Angio-OCT）；

5）B型超声（必要时）。

2. 彩色眼底照相在糖尿病视网膜病变诊断中有什么价值？超广角眼底成像技术有何特点？

答：眼底成像技术在糖网病的诊断和治疗中起着至关重要的作用，高质量的彩色眼底照相能发现绝大多数有临床意义的糖尿病视网膜病变，可作为糖尿病视网膜病变的筛查方法。荧光素眼底血管造影通常被认为是金标准，但此技术虽然有很高的准确性，但并不适合在大规模筛查糖尿病视网膜病变中使用，因为相对工作量大，对操作要求高，并存在一定风险，往往使得患者不易接受，因而临床应用受限。传统直接眼底镜检查是筛查糖尿病视网膜病变的常用方法，但眼底细微的病变容易漏诊；间接眼底镜诊断糖尿病视网膜病变的敏感性和特异性高，但耗时，对观察者技术要求高。随着数码影像技术的发展及日新月异，彩色眼底照相及超广角眼底成像技术在糖网病临床检查和诊断方面应用非常广泛。

彩色眼底照相在诊断病程短、病情轻的糖尿病视网膜病变方面具有明显优势，可提高早期糖尿病视网膜病变的检出率。彩色眼底照相可在计算机上进行图像储存、放大，准确清晰地显示微血管瘤、出血、渗出、新生血管的分布特点，据此可进行临床分期,也是很好的随访工具,以评价病变进程、判断视力预后,同时也可用于网络传输、远程会诊等。另外,彩色眼底照相可使糖尿病患者能够直观地看到自己的视网膜病变,这就有利于提高对视网膜病变的认知度和治疗的依从性,从而达到从诊治局部眼病向评估全身健康状况的转变。

当然,彩色眼底照相因其 30°成像范围的局限性,因此,为了尽可能了解眼底全局,常常需要通过标准的 7 视野法,通过 7 张30°的眼底图像拼接,来反应眼底 90°视网膜的形态特征。近年来,超广角眼底成像技术的突破和进步带来了眼底影像学检查的跨越式发展,该技术可以在单一拍摄中捕捉到后极和周围视网膜的高分辨率视图。根据所使用的设备平台,最多可以在一张图像中捕捉到 200°的视网膜信息。由于超广角技眼底成像技术通过单次捕获收集数据,不需要散瞳,减少患者的不适,临床效率提高。相比之下,传统的眼底成像需要患者符合多个图像捕获的要求和熟练的技术人员将图像编辑成一个大范围照片。而超广角成像技术能为临床医生评估周围视网膜的疾病情况提供更多、更有力证据(图 22)。除了彩色眼底照相,超广角成像技术平台还具有一些多模式成像的组合,如荧光素血管造影(FA)、吲哚青绿血管造影和眼底自身荧光造影等。

3. 相干光断层扫描成像(OCT)在糖尿病视网膜病变诊断中有哪些作用?

答:光学相干断层扫描成像(英文缩写为 OCT)是近十余年迅速发展起来的一种成像技术,是继 X 线、CT、MRI、超声诊断之后的又一种新的医学层析成像分析方法。OCT 是基于弱(低)

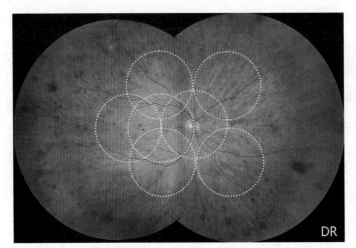

图 22
超广角彩色眼底照相
其显示的疾病信息超
出传统标准 7 视野眼
底成像所见区域(黄
色圆圈表示 7 视野成
像所见区域)。

相干光干涉测量法的基本原理,对生物组织不同深度入射弱相干光背向反射或散射信号,通过扫描得到二维或三维的图像。实现了对人体进行非接触性、非损伤性的活体形态学检测,获得生物组织内部微结构的横断面图像(图 23)。OCT 提供了迄今为止对活体视网膜结构成像的最好技术,目前已广泛用于视网膜、青光眼及眼前段疾病的诊断与研究,对黄斑病变的揭示和分析更显示了其独具的临床应用价值。

OCT 检查能使我们更深入地理解糖尿病性视网膜病变,并影响抗新生血管生成药物治疗、激光治疗和手术的指征。OCT 对于了解疾病进展、诊断和治疗是必要的。在一些视网膜水肿的患者中,为了追踪疾病的进程,OCT 可代替荧光素眼底血管造影检查,因为它能提供更精确的指征和对病变的定量分析。OCT 检查通过显示出类似组织学切片准确度的视网膜层次,使我们能够深入研究糖尿病性视网膜病变。通过 OCT 检查,我们

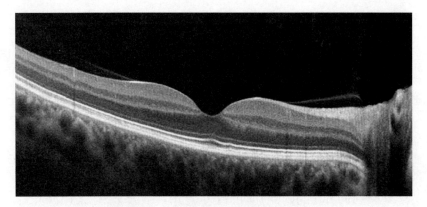

图 23　正常黄斑横断面 OCT 图像

可以了解到以下一些信息：

● 明确视力下降的原因。

● 提供某一特定时刻视网膜状况的照片，并追踪其发展。

● 评估视网膜水肿。

● 量化水肿，测量视网膜的厚度和容积。

● 将视网膜厚度和视力情况进行比较。

● 决定抗新生血管生成药物治疗或者激光治疗的必要性及时机。

● 确定需要治疗的区域。

因此，我们通过 OCT 检查可以获得糖网病各期的临床表现与信息，包括非增殖期的棉絮斑、硬性渗出、出血、各种形态的黄斑水肿；增殖期视网膜和视盘的新生血管形成等。

4. FA 检查在糖尿病视网膜病变诊断中有哪些重要意义？

答：荧光眼底血管造影（英文缩写：FA）通过静脉注入染料进入眼底被激发产生可拍摄的荧光并显示不同血管，照亮眼底观察血管的形态、管壁通透性和眼底病变组织形态等，可作为对眼底情况进行动态观察的一项检查技术。自20世纪60年代以来得到了充分发展和不断改进，并被广泛应用于眼底病变的研究与诊断。特别是在评估糖尿病视网膜病变严重程度的分期、分级中意义明显，是目前不可替代的工具。

FA的技术原理是当荧光素钠在经静脉注入人体后，约20%以游离状态存在于血浆中。此时，利用特定波长的激发光(如波长456~490 nm的蓝光)即可激发荧光素钠分子，并采用滤光片(波长520~580 nm的绿光)以获取图像。由于糖尿病视网膜病变时，可因血—视网膜内、屏障遭到破坏，以至于视网膜血管网内的荧光素可渗漏到组织中而被显影，及因血—视网膜外屏障的破坏造成脉络膜荧光的透见，称"窗样缺损"，这些改变显示在造影图像中，有助于临床医生认识病变。

临床上，荧光素眼底血管造影常常会联合光学相干断层扫描检查，有时也可被后者替代。近年来，随着科技的发展我们也可使用OCT无染料血管成像技术来补充荧光素眼底血管造影检查。这一新技术将在本节问答"5"中进行阐述。

荧光素眼底血管造影能够做到以下几方面：

- 准确分析视网膜的异常并评估其严重程度。
- 区分水肿和视网膜病变所致的高荧光。
- 异常的渗漏。
- 异常的灌注及视网膜缺血区。
- 血管壁扩张伴视网膜内微血管异常。
- 新生血管增生和神经胶质增生。

- 确定视力丧失的原因。
- 阐述某一特定时刻视网膜的状况,并追踪其进展。
- 评估视网膜水肿和新生血管形成的风险。
- 确定抗新生血管生成药物联合激光治疗的必要性及方法。
- 确定激光治疗的必要性。
- 确定激光治疗的范围。
- 检验治疗效果。
- 决定是否需要再次治疗。

荧光素眼底血管造影将有利于眼科医生和外科医生了解疾病的进展,决定治疗方案并检验治疗的效果;对糖尿病专家来说也可观察代谢控制的效果;也有利于患者保存个人资料,并追踪自身疾病的进展状况。完整的荧光素眼底血管造影检查必须包含病变早期至晚期的一系列图片,以及眼后极图像及眼底周边部图像重建。荧光素眼底血管造影是有创性检查,可能会产生并发症。因此,临床医师会评估每位患者是否有进行血管造影检查的必要性,并确定是否行OCT血管成像检查。

5.OCTA在糖尿病视网膜病变诊断中有什么特殊意义?

答:光学相干断层扫描血管成像(OCTA)是基于高分辨率成像技术的一种新的成像分析方法,它可以看到视网膜和脉络膜循环而不需要注入任何造影剂。与目前仍作为视网膜血管成像金标准的荧光素眼底血管造影不同,这种新技术是无创伤性的。OCT血管成像能够在任何时间检测血流,而荧光素眼底血管造影则依赖造影剂的注入。OCT血管成像能精确呈现血管内血

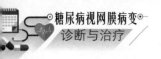

流,这保证了血管的准确可视化程度。有了OCT血管成像,我们可以在日常临床实践中分析血管状态,而无须注入造影剂。荧光素眼底血管造影和吲哚青绿血管造影利用注入的造影剂观察视网膜和脉络膜血管,而OCT血管成像则以血管内血流作为参照来显示血管。这项新技术可以用于一些视网膜疾病的诊断和随访。

适合应用OCTA进行诊断和随访的疾病主要包括全身病的视网膜病变(糖尿病视网膜病变、高血压视网膜病变等)、黄斑疾病(年龄相关性黄斑变性、黄斑部视网膜前膜、黄斑裂孔、中心性浆液性脉络膜视网膜病变、先天性黄斑变性、特发性脉络膜新生血管等)、高度近视性眼底改变、视网膜血管疾病(视网膜动脉阻塞、视网膜静脉阻塞等)、葡萄膜炎、葡萄膜肿瘤、葡萄膜萎缩和退行变性、青光眼、角膜疾病、神经眼科疾病等。

对于不同时期的糖尿病性视网膜病变,在OCTA上能显示不同的特征性表现:

(1) 在糖尿病性视网膜病变的早期,OCT血管成像显示,即使没有明显的视网膜病变,糖尿病患者的视网膜毛细血管也比正常健康人更加明显,黄斑中心凹无血管区比正常人增大。甚至在发生糖尿病性视网膜病变之前,已经存在黄斑毛细血管网的改变。这些变化是因为当一些毛细血管闭塞时,剩余的血管会增粗,因此我们看到孔隙更大更少的稀疏毛细血管网(图24)。当视网膜病变进一步发展,黄斑部毛细血管网将出现更显著的变化,比如毛细血管瘀血,部分毛细血管退化及局部轻度扩张。

图24 血管 OCT(OCTA)
其显示增大的黄斑无血管
区和微血管瘤

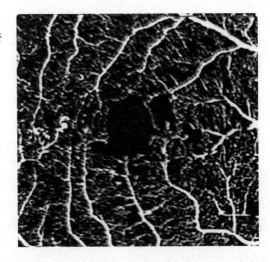

（2）随着糖尿病视网膜病变的发展，可见明显的毛细血管无灌注区，这与荧光素眼底血管造影中显示的无灌注区相似；对于视网膜局部缺血，OCT 血管成像比荧光素眼底血管造影更加灵敏，因为没有渗漏导致的遮蔽效应。荧光素眼底血管造影不可见的细节部分也能被显示。局部缺血区表现为大片毛细血管萎缩，在灰色背景下更加显著。在无灌注区内，毛细血管常常出现突然中断、分流或者和深层毛细血管网形成吻合支，在 OCT 血管成像中，根据结构和血流改变，可以容易地识别出缺血区。

（3）到了糖尿病视网膜病变增殖期，缺血区自然进展，导致新生血管生成，在此之前，毛细血管分流已形成。慢性缺血可导致视网膜前和视盘前新生血管膜形成(图25)。早期新生血管可能被看成增厚的不规则毛细血管，可在视网膜表面或者视盘处出现，可以清晰地观察到新生血管网的血流和形态，OCT 血管成像因其无创性，可以用于妊娠期检查，也可用于激光和药物治疗的随访。

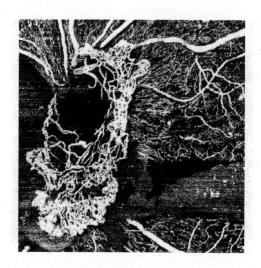

图 25　血管 OCT(OCTA)
显示视盘新生血管

6. 眼科 B 型超声对糖尿病视网膜病变有何诊断意义?

答:眼睛的 B 超检查是采用 B 型超声,对眼球中后部以及眼球周围的疾病结构进行检查,明确是否存在占位性病变。B 型超声在临床上常常使用,用于检查眼睛直接不能观察到的部位,包括眼睛的晶状体、玻璃体、视网膜内层以及眼球后部是否存在占位、位置异常等情况。一般用于眼睛的晶状体脱位、玻璃体积血混浊、视网膜脱落、视网膜的肿瘤以及眼底周围是否存在肿物新生血管,或者眼睛是否存在先天性的后巩膜葡萄肿等情况。因而,眼科 B 超也是糖尿病视网膜病变诊断和治疗随访的常用仪器,其最主要的用途在于评估玻璃体积血等玻璃体混浊(图 26),确定玻璃体视网膜牵拉的严重程度,并在屈光介质不透明的情况下诊断有无糖尿病视网膜脱离。

7. 糖尿病视网膜病变的诊断分期分级标准是怎样的?

答:对糖尿病视网膜病变的诊断来说,每个时期的视觉功能

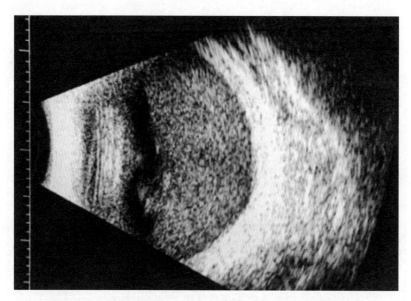

图26 B超显示糖尿病视网膜病变增殖期的玻璃体积血

与视力损伤甚或失明风险是由不同的微血管损伤程度决定的。因此,为了更好地指导临床诊治,国际国内专家组和学术团体会根据阶段性临床观察、研究和诊断治疗等循证医学成果,定期通过临床指南和专家共识等形式,有针对性地对糖尿病视网膜病变的定义、发病人群特点、分类分级、检测方法与治疗等进行详细阐述并将近期的更新变化进行阐述。而制订一套普遍接受的、描述视网膜病变和黄斑水肿严重程度的标准,对于制订临床决策和医学专家之间的交流是至关重要的。

目前主要使用的分期标准,国内有中华医学会眼底病学组的《中国糖尿病视网膜病变临床指南》(2014年)。为指导我国糖尿病视网膜病变的诊断治疗,中华眼底病学组于2014年讨论通

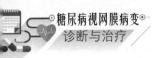

过了该项临床指南。其中糖尿病视网膜病变分期如表2:

表2　中国糖尿病视网膜病变分期标准(2014年)

非增殖期(背景期)	描　　述
Ⅰ期(轻度非增殖期)	仅有毛细血管囊样膨出改变
Ⅱ期(中度非增殖期)	介于轻度到重度之间的视网膜病变,可合并视网膜出血、硬性渗出或/和棉絮斑
Ⅲ期(重度非增殖期)	每象限视网膜内出血≥20个出血点,或者至少2个象限已有明确的静脉串珠样改变,或者至少1个象限视网膜内血管异常(IRMA),无明显特征的增殖期DR的眼底特征
增殖期	描　　述
Ⅳ期(增殖早期)	出现视网膜新生血管(NVE)或视盘新生血管(NVD),当NVD>1/4~1/3DA或NVE>1/2DA,或伴视网膜前出血或玻璃体积血时,称"高危增殖型PDR"(High risk PDR)
Ⅴ期(纤维增殖期)	出现纤维膜,可伴视网膜前出血或玻璃体积血
Ⅵ期(增殖晚期)	牵拉性视网膜脱离,合并纤维膜,可合并或不合并玻璃体积血,也包括虹膜和房角的新生血管

　　在国际上,美国的糖尿病性视网膜病变早期治疗研究(ETDRS)的成果曾经广泛应用于科研设计、文章发表以及眼底病专业医生的会议交流中,具有较好的可重复性和可靠性,然而尽管它在临床试验中被认为是糖尿病眼底病变分级的金标准,但是在日常临床实践中,这种分类方法不简便也不实用,大多数医生在处理糖尿病患者时不会完整地使用ETDRS分级,因为其对于眼底病专科、普通眼科、内分泌科和初级保健医生来说过于复杂。2001年9月,美国眼科学会(AAO)提出了一个制订糖尿病视网膜病变临床严重程度新分级的计划,并于2003年2月正

式通过执行。该项目于开展之初就达成共识，即临床疾病严重程度分级应该遵循循证医学，使用国际公认糖尿病视网膜病变流行病学研究（WESDR）等重要临床研究资料。此严重程度分级主要是给全科医生、内分泌医生、眼科医生和眼保健医生提供了一个框架，用来增进彼此交流和互传信息，同时也为全世界范围内提供了一套普遍适用、简单易理解和操作的糖尿病视网膜病变分级系统。当时参与这个项目的代表由来自16个国家的31名个人组成，分别代表普通眼科学、眼底病专业、内分泌学和流行病学几个领域。中华医学会眼科学分会主任委员、中国医学科学院北京协和医院眼科和眼科研究中心赵家良教授参加了该标准的制定。在这个国际分类系统中，糖尿病性视网膜病变的严重程度分为五期，其中前三期为低危险性病变，第四期为严重的非增生性视网膜病变（NPDR），第五期为增生性视网膜病变（PDR）。

在实际应用中，这些糖尿病视网膜病变和黄斑水肿的严重性分级也随着临床工作指南而不断得到肯定和完善，国际糖尿病视网膜病变临床指南分别于2016年、2018年、2019年进行了更新，另外，英国皇家眼科医师学会也分别于2013年、2017年和2020年对糖尿病视网膜病变及黄斑水肿诊疗规范进行了更新。依据国际最新诊疗规范，我国于2021年公布了最新指南——《糖尿病相关眼病防治多学科中国专家共识》（2021年版），其中对糖尿病视网膜病变和糖尿病黄斑水肿的国际临床分级标准沿用的是2019年版，具体内容见表3：

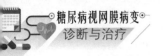
表 3　糖尿病视网膜病变国际临床严重性分级标准

病变严重程度	散瞳眼底检查所见
无明显 DR	无异常
非增生型 DR	
轻度	仅有微动脉瘤
中度	不仅存在微动脉瘤,还存在轻于重度非增生型 DR 的表现
重度	1. 美国标准:出现下列任何 1 个表现("4-2-1"规则)但尚无增生型 DR。 (1) 4 个象限都有严重的视网膜内出血和微血管瘤; (2) 2 个或以上象限中有静脉串珠样改变; (3) 1 个或以上象限有中度的视网膜内微血管异常。 2. 国际标准:出现下列任何 1 个表现,但尚无增生型 DR。 (1) 在 4 个象限所有象限均有多于 20 处视网膜内出血; (2) 在 2 个以上象限中有静脉串珠样改变; (3) 在 1 个以上象限有显著的视网膜内微血管异常。
增生型 DR	出现以下 1 种或多种体征:新生血管形成、玻璃体积血或视网膜前出血

8. 非增殖期糖尿病视网膜病变传递出哪些重要信息?

答:相对于增殖期糖网病而言,在非增殖期糖网病阶段,糖尿病患者从发现糖尿病至眼睛出现临床表现,各项检查结果分析显示视网膜尚未被发现新生血管。糖尿病是一个慢性系统性疾病,这一阶段也常常可以传递出许多重要信息,其中包括:

(1) 临床主诉上可有视物模糊、视力不同程度的下降;

(2) 眼底检查可以发现不同程度的硬性渗出、棉絮斑、出血斑和微血管瘤;

（3）荧光血管造影上可显示无血管区的扩大，黄斑毛细血管拱环的破坏，静脉血管的各种异常表现；视网膜缺血表现的无灌注发生发展；出血引起的荧光遮蔽、微血管瘤引起的荧光积存以及缺血区的一些异常动脉-静脉短路的分支血管管壁着染。

（4）OCT上也同时显示一些出血、渗出、水肿的特征性表现。

在上述的国际糖尿病视网膜病变严重性分级系统中，检查者可以对这些病变进行评估，并记录下总体严重程度。另外，非增殖期阶段，对没有糖尿病视网膜病变的状态记录为一级。这一级关于"没有明显视网膜病变"的描述在处理糖尿病患者中非常重要。患者尤其会对没有任何可以检查出的视网膜病变和有明确的早期改变这两种情况有截然不同的反应。虽然检查者可能漏掉一两个微血管瘤，但是一旦明确发现一个微血管瘤，就显示糖尿病性视网膜病变已经开始，这一发现将会使患者、患者的保健医生以及内分泌医生做出相应调整。

在非增殖期糖网病阶段，除了以上形态学上的改变和进展提示，还尚有许多神经细胞组织共同参与并促进视网膜神经元损伤和血-视网膜屏障的破坏。因为随着对糖尿病视网膜病变的研究进展，我们对糖网病也有了更新的认识：除了微血管病变外，糖网病还会表现出神经元病变和由一些细胞因子共同参与的低度炎症反应，可表现为视网膜神经元的凋亡。总之，这一阶段的糖尿病视网膜病变正传达给我们一个重要信息：视网膜神经血管单元正以一定的速度向更高级别的程度在发展，对其发展速度和程度的调控也受到全身血糖控制等因素、糖尿病病程和各种生活习惯方式的影响，因此已需要引起特别关注了。

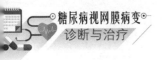

9. 重度非增殖期糖尿病视网膜病变为什么是一个特别关键的时期?

答:在临床分级中最重要的部分是那些提示患者有丧失视力危险的分级。以国际临床糖尿病视网膜病变严重性分级为例,这个视网膜病变分级包括 3 个相对低视力丧失危险性级别和两个高视力丧失危险性级别。其中严重 NPDR 的定义被称为"4∶2∶1 法则",这个"4∶2∶1 法则"是眼睛发生严重 NPDR 的分类基础,即当出现下列改变中的任何一种,但无 PDR 的改变,就可以诊断为该期:4 个象限中的每一象限视网膜内出血点>20 个;2 个或更多象限出现确切的静脉串珠样改变;1 个象限出现明显的静脉串珠样改变。

重度非增殖期也是一个病情非常活跃的阶段。以 ETDRS 的研究数据为根据发现,具有严重视网膜病变的眼有 17% 在一年内发生高危险性增殖性疾病,44% 在 3 年内发生高危险性增殖性疾病,而在 1 年和 3 年内发生任何程度的 PDR 的比例分别为 50% 和 71%。而在治疗原则上,对于重度 NPDR 具有类似"分水岭"式的特殊意义,在这一阶段,如果及时得到有效的全视网膜光凝和药物注射等治疗,可以稳定病情并遏制病情向更严重阶段进展;在预防上,加强对重度 NPDR 阶段的患者管理,能有效预防向高危级别糖网病发展。因此,对重度非增殖期糖网病的识别尤为关键,对糖尿病患者的定期眼底筛查肩负着重要责任和价值。

10. 增殖性糖尿病视网膜病变有哪些眼底特点? 到了增殖期视力就一定会下降吗?

答:增殖性糖尿病视网膜病变(PDR)是以出血和新生血管

形成为标志。新生血管的形成原因是缺血导致 VEGF 释放增加，进而导致血管增生。新生血管不仅在视网膜上出现，也可出现在眼前段，如虹膜、房角，从而导致增生性视网膜病变的严重并发症——新生血管性青光眼(图 27)。增生性视网膜病变多见于胰岛素依赖型糖尿病患者，可以由非增生性视网膜病变发展而来，亦可在糖尿病视网膜病变早期就出现，以新生血管的形成为特征。这些增生的新生血管管壁大多是由单层细胞组成，十分脆弱，容易导致玻璃体积血，以及随后发生的胶质增生。

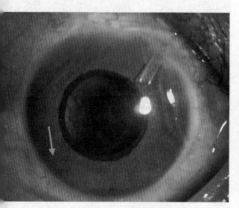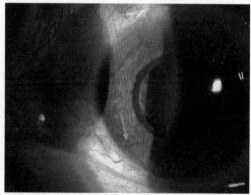

图 27　增殖性糖尿病视网膜病变所致新生血管性青光眼

患者为男性,57 岁,2 型糖尿病,其眼前段照相可见虹膜新生血管(左图和右图的绿色箭头),因新生血管性青光眼已进行了青光眼阀门植入术(红色箭头)。

新生血管一般出现在缺血区的边缘:起初多因其形态不规则并发生强荧光渗漏而被发现。在 FFA 的早期阶段,可见新生血管有明显的分支和不规则的荧光遮蔽。由于新生血管的管壁由单层细胞组成,因而容易发生荧光渗漏。新生血管很脆弱,在病变的血管充盈几秒后,其轮廓就会被渗漏的强荧光遮盖(图

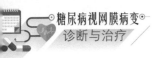

28）。由于新生血管极其脆弱,血液从中漏出,常常导致明显的视网膜前出血和玻璃体混浊。当新生血管伴有玻璃体积血时,或当视盘旁新生血管占位超过 1/4～1/3 视盘面积时,即使没有玻璃体出血时,也被认为是高危 PDR。

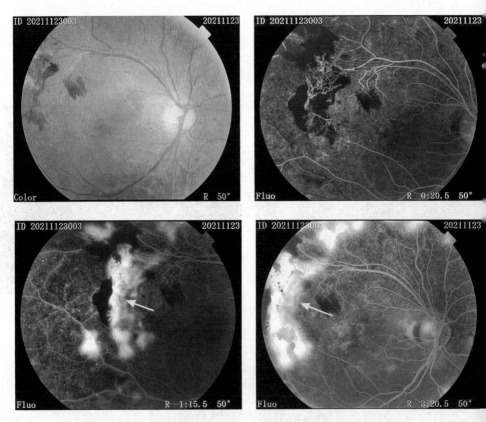

图 28　糖尿病视网膜病变增殖期

左上图为眼底彩照,可见视网膜新生血管及视网膜前出血(红色箭头),右上图为同一患者的荧光血管造影,可见造影早期的视网膜新生血管网络(红色箭头),左下及右下图为造影晚期的新生血管渗漏(黄色箭头)。

若未经及时治疗,新生血管很快会被增生的胶质细胞围绕,形成血管神经胶质并伸入玻璃体腔。玻璃体牵拉导致局部视网膜脱离,脱离范围可逐渐扩大,形成牵拉性视网膜脱离(图29)。

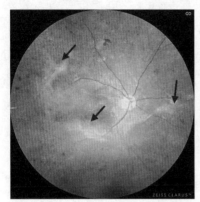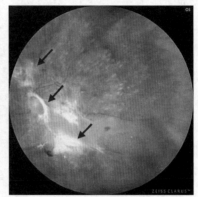

图29　增殖性糖尿病视网膜病变合并牵引性视网膜脱离(黑色箭头)

因此,在 PDR 阶段,及时发现并得到有效治疗和干预,对控制病情恶化和发展十分重要。但也需要特别提醒的是:视力下降不能作为糖网病严重程度的唯一标志。即使糖网病到了增殖期,视力也可以不下降。因为临床上有部分病例,可以在糖网病早期即出血新生血管,当已形成的新生血管尚未破裂时,视力可以接近正常范围而不被察觉。为了防范严重并发症的发生,科学筛查防控应成为共识。

11. 糖尿病黄斑水肿是怎样定义和分型的?

答:广义上来说,糖尿病性黄斑水肿是指由于糖尿病引起的黄斑中心凹一个视盘直径范围内的细胞外液积聚,所致的视网

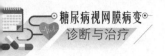
膜增厚或硬性渗出沉积。对 DME 的定义和分型是随着世界范围内临床研究和治疗有效性评价和进展的一个与时俱进的过程。

糖尿病黄斑水肿(英文缩写：DME)可以发生在糖网病的任意阶段，DME 不同表现对确定其严重程度及选择治疗方式也是至关重要的。在过去 30 多年中,增殖性糖网病的早期筛查及防治已使其发病率逐年下降,当今,DME 已成为糖尿病患者视力低下及致盲的最主要原因,也是日益紧迫的防治重点。而在临床上,DME 也有各种表现,其治疗效果和预后也各不相同,因此,了解 DME 各种分型表现是我们诊断和治疗上的一个重要环节。

现阶段,DME 表现及分型有基于眼底生物显微镜、彩色眼底照相、荧光素眼底血管造影(FFA)及 OCT 等 4 种检查方法。具体分型如下:

(1)根据视网膜增厚和硬性渗出物的位置,美国早期治疗糖尿病性视网膜病变研究小组(early treatment diabetic retinopathy study, ETDRS)对有临床意义的黄斑水肿(clinically significant diabetic macular edema, CSDME)进行了定义,将 DME 分为有临床意义的三种黄斑水肿:①视网膜水肿增厚在距黄斑中心 500 μm 区域,或小于 500 μm;②硬性渗出位于距黄斑中心 500 μm 区域,或小于 500 μm,并伴有邻近视网膜增厚;③视网膜增厚至少有 1 个视盘直径(disk diameter, DD)范围,其任何部位病变皆距黄斑中心 1DD 范围之内。

(2)根据黄斑水肿是否累及黄斑中心凹,将 DME 分为累及中心型和非累及中心型。

(3) 根据黄斑水肿起源,分为血管源性 DME 与非血管源性 DME。

注:因以上 3 种分类分型只关注黄斑增厚水肿的位置及其与中心凹的关系,缺乏对该病形态层次的显示,也还未考虑 DME 不同表现的发病基础,对满足治疗的需求也有欠缺,因此,近年来随着眼科 OCT 检查设备的进步,通过 OCT 对 DME 进行分型已对诊断和治疗有了更多临床指导价值(见以下详述)。

(4) OCT 是一种成熟而简便的成像方法,它不仅可以对 DME 进行形态学分类,建立分期及分级标准,还可清晰地显示视网膜结构及各层次反射条带的完整性。DME 的每个 OCT 形态分型都具有丰富的内涵,每个伴随征象均具有独特的意义。DME 发生机制中不同侧重决定了 DME 的不同表现。因此,若能正确理解 DME 发病机制,并以 DME 表型下的病理基础为依据对 DME 进行 OCT 分型,无疑将有助于选择合适的治疗方案及判断预后。

12. 糖尿病黄斑水肿在 OCT 检查中有哪些分型?

答:对 DME 的 OCT 分型主要有以下这些(图 30):

(1) Ⅰ型 弥漫性视网膜增厚型(diffuse retinal thickening, DRT),OCT 表现为视网膜厚度增加,光反射性降低,低反射区域扩大;

(2) Ⅱ型 黄斑囊样水肿(cystoid macularedema, CME),黄斑中心凹增厚伴视网膜内囊腔样改变,OCT 表现为低反射的圆形或椭圆形囊腔,并有高反射间隔将囊状空间分开;

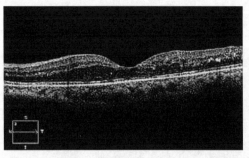
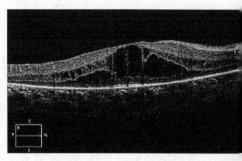

A   B

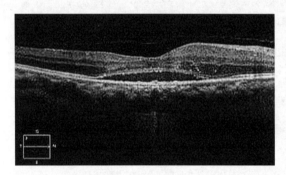
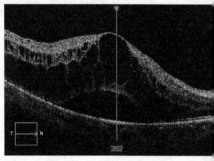

C   D

图 30　糖尿病黄斑水肿的 OCT 分型

图 A：Ⅰ型弥漫性视网膜增厚型(DRT)　　图 C：Ⅲ型浆液性视网膜脱离(SRD)
图 B：Ⅱ型黄斑囊样水肿(CME)　　　　　图 D：Ⅳ型 混合型(FULL)

（3）Ⅲ型　浆液性视网膜脱离(serous retinal detachment，SRD)，OCT 表现为视网膜神经上皮层脱离，RPE 上方可见液性无反射空腔。近年，在上述 3 种基本分型基础上，也有研究把后玻璃体牵引(posterior hyaloidal traction，PHT)及其引起的牵拉性视网膜脱离这两者归为 SRD 的 2 个亚型；

（4）Ⅳ型　混合型(FULL)，为前 3 种模式特征皆有。

以上 4 种分型是早年的学者(1999 年，Otani 等)根据 DME

液体积聚在时域 OCT 形态改变上的不同建立的分型,随着近年对 DME 病理机制的研究进展以及对 DME 从细胞水平和分子水平的深入认识和解读,多种国际指南已将 DME 一线治疗方案进行了更新制订,并将 DME 的 OCT 分型作为治疗和随访的重要参考工具。

糖尿病视网膜病变的鉴别诊断

1. 为什么对糖尿病视网膜病变的鉴别诊断是非常重要的? 需要重点关注哪些方面?

答: 糖尿病是全身代谢性疾病的一种,其所引起的视网膜病变也是视网膜血管性疾病的一个重要分支,因为视网膜血管是全身唯一能用检眼镜或眼底照相看到的血管,它又是循环系统的末梢部分,许多全身性血管病,如动脉硬化、动脉阻塞、高血压等,或血液病,如贫血、白血病等,以及代谢性疾病,如糖尿病、高脂血症等,均可在不同程度上使眼的血管受到侵犯。特别是心、脑、肾等器官与血管有关的病变,视网膜血管的改变在一定程度上可反应它们病变的程度,因此容易混淆。而且在糖网病不同阶段的临床表现也各不相同,非增殖期糖网病的主要临床特征为视网膜微血管瘤、视网膜出血、硬性渗出、棉毛斑和视网膜内微血管异常,而增殖期糖网病的主要临床特征是新生血管形成和玻璃体出血、牵引性视网膜脱离等,因此,不同阶段的糖网病会分别与许多视网膜-脉络膜疾病有相似的临床征象,因而做好鉴别诊断对进一步精准治疗选择十分重要。鉴别诊断需要关注以下几方面:

(1) 关注糖尿病病史 在分析具有相似临床征象的视网膜-脉络膜疾病时,首先应强调病史。不言而喻,患者有没有糖尿病病史是至关重要的。如果患者有糖尿病,则优先考虑所见临床征象是否符合糖网病。然后再根据其他病史考虑有无其他视网膜-脉络膜疾病的可能。有关病史,除了现病史和既往史,对各系统的了解也都是十分必要的。

(2)关注糖尿病病程　患者罹患糖尿病病程的长短是判断所见临床表现是不是糖网病的重要依据。例如,糖尿病病史在15年以上时,80%的1型糖尿病患者将会出现糖网病;病史在19年以上时,大约84%的2型糖尿病患者将会出现糖网病。如果糖尿病病史过短,尤其是对1型糖尿病患者,发现"类似糖网病眼底改变"很有可能是其他视网膜-脉络膜疾病造成的。

(3)关注临床检查　临床检查方面主要依靠眼底检查和各种影像学检查。

2. 糖尿病视网膜病变和视网膜静脉阻塞有什么区别?

答:视网膜静脉阻塞的眼底表现为具有静脉高度迂曲扩张及延静脉出血,以及具有荧光血管造影检查的相应特点,其阻塞可以发生在视网膜静脉系统的不同部位,其阻塞程度是决定能否造成视网膜缺血的关键因素,所以眼底表现差别很大。根据血管阻塞部位,分为视网膜中央静脉阻塞(CRVO)、视网膜半中央静脉阻塞(HCRVO)和视网膜分支静脉阻塞(BRVO)。一般而言,各类视网膜静脉阻塞都有视网膜浅层和深层出血、硬性渗出和棉絮斑等与糖网病相似的眼底表现。然而与糖网病眼底表现最大的不同是,尽管视网膜静脉阻塞种类迥异,但是迂曲而且扩张的视网膜静脉是它们的共同特点(图31)。除此之外,CRVO常伴有视盘水肿和相对性瞳孔传入障碍,这些临床表现也可以作为与糖网病鉴别诊断的参考。BRVO常发生在动-静

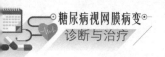
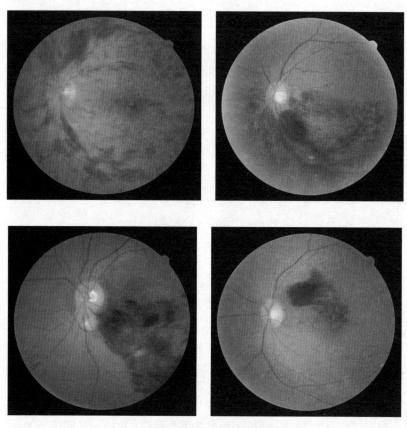

图31　视网膜静脉阻塞的眼底彩照

发生于各种不同部位视网膜静脉阻塞,其中左上图为中央静脉阻塞,右上图为半侧静脉阻塞,左下、右下图为分支静脉阻塞。均可见迁曲而且扩张的视网膜静脉。

脉交叉处,因为动-静脉在此处有共同的血管外膜。如果增厚的动脉壁压迫静脉,会造成血液湍流、内皮细胞破坏和血栓形成。阻塞的视网膜静脉迂曲、扩张,随病程发展,阻塞区的动脉可以变细、变窄。糖网病一般为双侧,视网膜静脉扩张、迂曲,但不太严重,且视网膜静脉压不增高,出血散在,不如静脉阻塞量多,有血糖增高,并伴全身症状可以鉴别(当然糖尿病患者也容易患视网膜静脉阻塞,常常会同时伴有视网膜静脉阻塞),总体来说,糖网病一般不难与视网膜静脉阻塞鉴别。

3. 糖尿病视网膜病变和高血压视网膜病变有什么区别?

答:高血压和糖尿病都会影响全身的血管,其在视网膜上的损伤可归纳为血管的改变,血-视网膜屏障功能的破坏和血管病产生的后遗症与并发症三方面。糖网病常常会伴随高血压视网膜病变,所以眼底表现往往是两者共同存在的结果。慢性高血压可以导致血-视网膜屏障的破坏,因此诸多眼底表现与糖网病相似。例如微血管瘤形成、视网膜神经纤维层缺血造成的棉絮样斑、视网膜浅层火焰状出血、视网膜深层出血和硬性渗出等。这些表现虽然与糖网病相同,但持续高血压导致的视网膜小动脉管径变窄、视网膜小动脉和静脉交叉压迹现象应该是高血压视网膜病变的特征性表现。急性高血压发作的视网膜病变,也具有特征性表现,如黄斑星芒状硬性渗出、视网膜水肿、棉絮样斑、火焰状出血和视盘水肿等,甚至浆液性视网膜脱离。如果全身高血压得不到控制,可以导致视网膜不同层次的血管无灌注区,最终发生缺血性视网膜病变。由于高血压视网膜病变不同程度及阶段眼底表现的多样性,治疗高血压视网膜病变的关键是控制全身动脉高血压,以期减轻或逆转眼底的表现。在对糖网病和高血压视网膜病变患者进行鉴别诊断时一定要结合临床,关注血糖和血压等诸多方面,进行全面考虑。

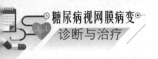
4. 糖尿病视网膜病变和视网膜血管炎有什么区别?

答:视网膜血管炎常常有与糖网病类似的眼底表现,除了具有视网膜出血、渗出等表现,视网膜血管周围还可见浸润和鞘膜形成。视网膜动脉和静脉均可以受累,而静脉要比动脉受累更早些,此病早期临床表现并不突出。视网膜血管炎常见病因包括系统性红斑狼疮、白塞病、炎性肠道疾病、多发性硬化、结节性硬化等;也有感染性疾病在眼部视网膜侵犯的表现,常见病因有梅毒、弓形虫病、病毒性视网膜炎和猫抓病,以及某些药物等引起的视网膜血管炎等。另外还有特殊形式的视网膜血管炎需要了解,比如可能找不到没有明确病因的"视网膜静脉周围炎",又称"青年型玻璃体积血"(Eales 病),视网膜静脉周围炎患者多为男性,累及双眼周边视网膜,造成视网膜新生血管和玻璃体积血。在与糖尿病视网膜病变鉴别诊断时,需要通过病史及临床检查与各类视网膜血管炎进行鉴别。

5. 糖尿病视网膜病变和眼缺血综合征有什么区别?

答:眼缺血综合征是指颈动脉或眼动脉严重阻塞或狭窄引起眼部一系列症状和体征,一般阻塞达到 70% 才出现血流紊乱。动脉粥样硬化是最主要病因,巨细胞动脉炎以及各种炎性反应性疾病也可能是其病因。临床上患者常常全身伴有高血压病、心脏疾病、糖尿病、高脂血症,部分患者以往曾有卒中史。临床表现上多数可见视网膜动脉变细和静脉扩张,但不迂曲,多数病例有微血管瘤,80%患眼会出现视网膜斑点样出血,但眼缺血综合征的视网膜出血多位于中周部及周边眼底,偶见于后极部,而不像糖网病那样斑点样出血主要在后极部。有约 30% 的患眼可出现视盘和(或)视网膜新生血管。这些都是容易和糖网病混淆的方面。眼缺血综合征患者常有一过性黑蒙发作,视力往往在历经数周至数月后逐渐丧失,此时常有相对性瞳孔传入障碍(图32)。受累眼在强光下视力更差,回到普通光亮情况下,视力恢复往往需要很长时间。有近一半的患者可诉眼部疼痛,为一种钝痛,典型表现为眼球或眼周、颞部(即太阳穴前方)疼痛,持续数小时至数天,卧床休息可缓解、起立时加重,眼痛的发生与眼部缺血和(或)眼压增高有关。有67%的患者可出现虹膜新生血管,其中一半患者伴眼压升高,另一半患者的眼压可正常或降低,因为眼缺血导致了房水生成障碍。75%的患者在诊断后1年内视力可降至指数一下。50%的眼缺血综合征患者可同时患有心脑血管疾病,其脑血管意外发病率明显增加。所以,得了眼缺血综合征后如不治疗,5年死亡率约为40%。因此,我们从糖网病患者中进行正确鉴别诊断眼缺血综合征,不仅能挽救视力,而且可能挽救生命。

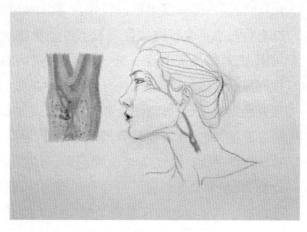

图32

颈动脉狭窄引起的眼缺血综合征,常见临床症状为一过性黑蒙、视力下降和眼痛。

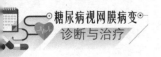

6. 糖尿病视网膜病变和自身免疫性疾病导致的视网膜病变有什么区别?

答:免疫系统就是人体内的安保系统,日常通过免疫监控机制,时刻关注全身各处是否发生病原体入侵或细胞突变。一旦发现异常情况,就会启动相应的免疫反应程序,杀灭、清除各类病原体或病变细胞。假如患者的免疫系统在遗传缺陷和诱发因素的共同作用下发生过度激活,就有可能错误攻击自身正常组织和细胞,导致全身性或部分的器官、组织损伤,形成自身免疫病。由于抗原抗体反应的作用也常常会引起视网膜的病理改变,此类疾病主要包括:系统性红斑狼疮、多发性结节性动脉炎、皮肌炎、硬皮病等。现以系统性红斑狼疮(SLE)为例说明,它是一种多系统、多器官的自身免疫病。在发病过程中,各系统和器官受累以及受累的程度也不尽相同,因此我们首先需要了解其累及的器官和程度。在眼部,眼底改变可有视盘边缘模糊,轻度水肿,视网膜常有渗出及出血,特别在急性期,面部蝴蝶形皮疹出现时,眼后部视盘附近往往出现絮状渗出或雾状斑块。黄斑部有黄白小点或小圆白色隆起。当全身症状缓解时,絮状渗出可消失,有时可留下萎缩斑。因此,在疾病的不同程度和阶段,视网膜血管病变表现也不一,可有静脉扩张、充盈、动脉周围炎、闭塞性动脉炎、静脉周围炎和血管纤维化静脉阻塞形成的白线,病变晚期,视盘水肿累及周围的视网膜,最后导致原发性或继发性视神经萎缩。眼底荧光血管造影,可发现视网膜有多数性微动脉瘤,视网膜毛细管扩张并有渗漏,并可能出现动脉阻塞及新生血管。以上这些临床表现与糖网病类似,与糖网病不同的是,

SLE 视网膜病变具有显著的视网膜缺血,同时合并轻度脉络膜炎,这与自身免疫性疾病有关。

7. 糖尿病视网膜病变和血液病所致视网膜病变有什么区别?

答:血液病包括贫血、红细胞增多症、白血病、出血性紫癜、血红蛋白异常等。由于血液成分的改变、血黏度的改变而出现血液流变学和血视网膜屏障功能的紊乱,会产生视网膜出血、渗出、水肿等一系列眼底病变。有这些血液病的患者常常因眼部眼症状而被发现。由于其眼底表现与糖网病出血渗出水肿有一定的交叉和相似性,因此,需要详细询问病史、做好鉴别诊断。其中尤其对于镰状细胞贫血引起的视网膜病变需要重点关注。由于镰状细胞贫血首先发生在沿地中海的国家,故又称地中海贫血,后来发现除地中海之外世界各地均有发生,又称为海洋贫血,这是一种血红蛋白遗传缺陷病,有多种不同的基因突变,是一组相当不纯一的血红蛋白合成障碍性疾病,镰状细胞可阻塞血循环。本病可分若干种类,如镰状细胞海洋性贫血,简称Sthal 病;镰状细胞贫血,或称 SS 病;镰状细胞 C 病,简称 SC 病;和镰状细胞特质,又称 AS 血红蛋白病等。其类型不同在眼部病变的严重程度也不相同,Sthal 型和 SC 型眼的并发症最严重。在临床表现上,镰状细胞视网膜病变分为增殖型和非增殖型两类,其主要病变为视网膜缺血及其并发症,这也是糖尿病性视网膜病变最常见的特征。镰状细胞贫血眼部病变就是由于血管内红细胞镰状化、溶血、血流缓慢和血栓形成造成的。镰状细胞视网膜病变的早期病理改变是周边小动脉阻塞和毛细血管无灌注

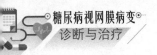
区形成(非增殖期),逐渐发展到视网膜新生血管形成(增殖期)。其非增殖期与糖网病的鉴别诊断主要是要认识镰状细胞视网膜病变特有的眼底征象。例如,视网膜出血表现为鲑鱼肉色斑样出血、强反光沉着物样陈旧性出血以及由于色素上皮细胞(RPE)肥大、过度增生、游走形成的视网膜黑色素斑等。其增殖期出现视网膜前"海团扇样新生血管"、玻璃体积血和牵拉性视网膜脱离等。但海团扇样新生血管常常发生自发性梗阻,故形成白色海团扇样萎缩。因此,增殖性镰状细胞视网膜病变并不一定需要过分积极地全视网膜光凝。另外,增殖性镰状细胞视网膜病变多位于周边视网膜,而增殖性糖网病多见于赤道后视网膜。这些现象都可作为与糖网病鉴别的依据。

8. 糖尿病视网膜病变和放射性视网膜病变有什么区别?

答:有放疗病史的糖尿病患者需要关注放射性视网膜病变。放射治疗(放疗)可导致放射性视网膜病变,该病是放疗的常见并发症,可发生于放疗后半年。行头颈部、眼部放疗的患者,发病率高于其他部位的放疗患者。病因是放疗,且与放疗的剂量密切相关。放疗前已行化疗或放疗与化疗同时进行、糖尿病视网膜病变患者、有全身血管性疾病的患者为高发群体。放射性视网膜病变的眼底表现、血管造影等与糖网病几乎相同。研究证明,视网膜毛细血管内皮细胞对放射线比对高血糖更敏感,因为这两种疾病的原发病理改变都在视网膜毛细血管水平,所以放射性视网膜病变的检眼镜下表现也包括微血管瘤形成、视网膜内出血、黄斑毛细血管扩张和闭锁,以及棉絮样斑等。视网膜水肿、硬性渗出的出现常常和眼部放射性治疗的方式有关。本病有潜伏期，时间长短不一，在潜伏期和病情较轻时，通常无症状。当病情严重时，可导致明显的视力下降、暗点，严重者视力可丧失。如果能及早发现，停止放疗，视力可维持稳定。治疗方面，主要是针对视网膜的缺血进行对症的治疗。放射性视网膜病变的荧光血管造影的突出表现是毛细血管无灌注区形成，并常伴有黄斑水肿或缺血。非增殖性放射性视网膜病变可以演变成增殖性放射性视网膜病变，相当于增殖性糖网病。如果治疗贻误，将会产生新生血管性青光眼、玻璃体积血以及牵拉性视网膜脱离等。所以，正确的诊断与鉴别诊断十分重要。放射性视网膜病变可以在放疗后半年、1年甚至数年出现，当病人视力下降时，如果没有很高的警觉性，容易忽略其放疗病史。加上其眼底改变与糖网病、高血压视网膜病变相似，延误诊断是有可能的。因此，对于有放疗病史的糖尿病患者，做好两者之间的鉴别诊断是不可缺少的一部分。

9. 糖尿病视网膜病变和外伤性和类外伤性视网膜病变怎样区别？

答：外伤性视网膜病变是指胸腹部严重的挤压伤或粉碎性骨折后发生的一种特殊视网膜病变，因由普尔彻（Purtscher）最先报道，因此又称为普尔彻视网膜病变（Purtscher's），其眼底表现为视乳头周围的棉絮斑、出血、视网膜黄白色斑等改变，发病机制可能是外伤后形成的栓子或炎症性血管病变。而在没有外伤的情况下，其他些疾病凡能激活补体的，也可引起类似的眼底改

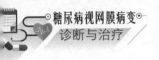

变。因普尔彻(Purtscer)视网膜病变原描述为与外伤有关,这类
病变则称为"类普尔彻视网膜病变"。例如,急性血栓形成而出
现血小板减少性紫癜的患者,其视网膜可出现多量棉絮斑、出血
和梗死灶等。两者在眼底表现上与糖网病有相似的地方,因此,
需要作为糖网病鉴别诊断的一个考虑方面。

10. 糖尿病视网膜病变和感染性视网膜脉络膜炎有什么
区别?

答:脉络膜视网膜炎是一种眼部组织的病变,脉络脉络膜视
网膜炎的病变发病率较低,发病后会导致患者出现视物模糊、中
心暗影、视物变色等症状,病变严重时患者还会丧失视力。而感
染性疾病是导致脉络膜视网膜炎的重要病因之一。常见的感染
性病例有与人类免疫缺陷病毒(HIV)、巨细胞病毒(CMV)、亚急
性细菌性心内膜炎相关的感染性视网膜脉络膜炎。HIV 视网膜
炎和CMV病毒引起的视网膜脉络膜炎以及细菌性心内膜炎的
眼底表现都有视网膜棉絮斑、视网膜出血等,所以需要和糖网病
鉴别。对这些疾病作正确的诊断,需要全面的病史采集和全身
情况检查的资料。

11. **糖尿病视网膜病变与视网膜脂血症怎样区别?**
答:当血中脂肪量过度增加,超过 3.5%时,眼底出现的特殊
表现,称为视网膜脂血症,其眼底表现为视网膜血管颜色变为橙
黄、黄色、黄白色以至乳白色,而在浅橘黄色背景上呈现奶汁样
视网膜血管。有病例报告,病理上可显示视网膜各层均有粉染
的物质沉着,内有脂肪,血管内外均有脂肪,色素膜及视网膜全

层均有含脂质的泡沫状细胞浸润。而当血中脂肪低于2.5%以下,眼底病变可恢复。视网膜脂血症常常会合并糖尿病,多发生于年轻伴有严重酸中度的糖尿病患者;少数发生于非糖尿病原发性血脂过多症或高脂血症患者。临床上,对全身疾病确诊和伴随的全身其他征象是与糖网病鉴别的关键。另外,硬性渗出常见于糖网病,在高脂血症所致的视网膜病变中却很少见到。

12. 糖尿病视网膜病变与特发性黄斑毛细血管扩张症怎样区别?

答:黄斑毛细血管扩张症(英文缩写为:MT),是一类以黄斑区毛细血管异常扩张为特征性改变的视网膜血管性疾病,主要表现为视物变形、渐进性视力下降与随病程扩大的颞侧视野盲区,可累及单眼或双眼。由于毛细血管扩张和血管通透性增加,病变周围常见视网膜硬性渗出。然而组织病理学证明,其不是真正的毛细血管扩张,而是毛细血管结构发生异常,类似于糖尿病微血管病变,因此需要进行鉴别。黄斑毛细血管扩张症目前分为3型:Mac-Tel 1型(动脉瘤型毛细血管扩张症)、Mac-Tel 2型(旁中心凹型毛细血管扩张症)及Mac-Tel 3型(闭塞型毛细血管扩张症)。1型常见于男性,单眼发病,临床上又称变异型寇茨病(Coats病),眼底表现主要是黄斑环形硬性渗出,这一点应注意和糖网病鉴别;2型常为双眼发病,一般为老年病人,无性别差异。眼底特征是近黄斑区,主要在黄斑中心凹颞侧,出现渗出和视网膜增厚。如果有异常血管形成,可出现硬性渗出,此时需要和糖网病鉴别。容易混淆的是,2型MT患者常有糖尿病病史;

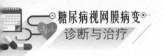

3 型 MT 是双眼黄斑毛细血管闭塞性疾病,非常罕见。通过荧光眼底血管造影,一般易于和糖网病鉴别。除了眼底检查之外,眼底自发荧光造影、荧光眼底血管造影和 OCT 联合使用更有利于和糖网病鉴别诊断。

13. 糖尿病视网膜病变与缺血性视神经病变怎样区别?

答:缺血性视神经病变是指各种原因造成供应神经的血管发生循环障碍而引发视神经营养障碍,进而导致出现视神经功能异常,是严重危害视神经功能的常见视神经疾病。而视神经是连接眼部和大脑的"高速公路",眼部在接收光信息后,将信号通过视神经传导进入大脑。根据其发病部位可分为前部和后部缺血性视神经病变。本病主要累及视网膜和视神经,当糖尿病患者出现视神经病变表现时,常常需要与该病进行鉴别。缺血性视神经病变最突出的症状为突发视力下降;发病前可能出现一过性视物模糊甚至黑蒙(眼前发黑),通常单眼发病,也可双眼先后发病,但两只眼睛的发病时间常间隔数月或数年;常常出现视野缺损,即看东西时,不能看完整,感觉有遮挡。缺血性视网膜病变发病的一部分原因可为血管性疾病,比如严重的颈动脉、眼动脉狭窄堵塞、高血压、糖尿病、颞浅动脉炎等引起的局部缺血,及某些血液性疾病,因此对于糖尿病患者出现以上临床症状时,需要进行鉴别,以得到及时有效的救治。

14. 糖尿病视网膜病变与药物性视网膜病变怎样区别?

答:某些药物比如干扰素在治疗使用过程中可能出现一个少见而严重的不良反应,以视网膜出血、棉絮斑和黄斑水肿为特征。有报道在接受长效干扰素和利巴韦林治疗的丙型肝炎患者中，有部分患者可出现视网膜出血和棉絮斑，提示发生了视网膜病变。研究发现，此类患者在干扰素治疗过程中，视网膜病变可以是一过性发生、无临床症状且不带来后遗症的一类并发症。有一部分药物使用者其本身也同时合并患有糖尿病，因此当糖尿病患者同时使用干扰素等药物时，需要对眼底的视网膜病变进行鉴别和选择合适的治疗方案。

糖尿病视网膜病变的治疗

1. 糖尿病视网膜病变是否可以治愈?

答:糖尿病视网膜病变不能完全治愈,就像糖尿病没有办法完全治愈,需要依靠药物治疗一样。所以糖尿病视网膜病变需要强调预防,然后才是治疗。目前的治疗方法只能是让患者疾病得到缓解,或者让病情好转,但无法治愈。

2. 糖尿病视网膜病变主要有哪些治疗方法?

答:对于糖尿病视网膜病变的治疗正如对一个系统工程的检修和维护,包括全身代谢紊乱的控制和治疗、抗血小板治疗、针对糖尿病视网膜病变的内科治疗、眼科治疗及其他如妊娠合并糖网病的治疗等几方面:

(1) 全身代谢紊乱的控制和治疗　糖尿病损伤全身的大血管和微血管,视网膜病变是糖尿病微血管并发症之一。糖尿病患者常合并高血压和高血脂。大量证据显示纠正代谢紊乱可改善糖网病状态,因此降低血糖、降低血压及调节血脂是防治糖网病的基本措施。维持接近正常的血糖水平和血压可以降低 DR 进展的风险。

(2) 抗血小板治疗　系统性评估表明,阿司匹林治疗对糖网病的发病及进展无明显影响,糖网病不是使用阿司匹林治疗的禁忌证,该治疗不会加快 DR 进展或增加玻璃体出血风险。

(3) 针对 DR 的内科治疗

1) 改善微循环、增加视网膜血流量:羟苯磺酸钙能降低血液的高黏滞性,抑制血小板聚集因子的合成和释放,能减轻或阻止视网膜微血管的渗漏,减少血管活性物质的合成,阻止微血管基底膜的增厚。临床证据显示其可改善早期 DR,如微血管瘤、出血、硬性渗出,对中重度 DR 的效果有待进一步证实。

2) 中医中药治疗:研究显示芪明颗粒、复方丹参滴丸、银杏叶片和复方血栓通胶囊等一些中药对 DR 有辅助治疗作用。但中成药的选用必须适合该品种药物的中医证型,应该规范使用。

(4) 眼科治疗主要针对 PDR   当糖网病到达了 PDR 阶段,主要有以下三方面治疗:

1) 全视网光凝(PRP):激光治疗指南指出 PRP 可降低严重视力丧失的风险,是一种行之有效的治疗方法,但仅局部或不完全的视网膜光凝治疗则不然。特别对于 2 型糖尿病,当进展到高危 PDR 之前,应进行 PRP 治疗。当 1 型糖尿病患者发生高危 PDR 时,PRP 的治疗时间取决于患者的依从性以及对侧眼对治疗的反应。PRP 治疗的目标是降低视力丧失的风险。PRP 术前应检查是否有 DME,并向患者交代激光治疗的不良反应和视力丧失的可能风险,需要取得患者的知情同意。对于合并累及中心凹的黄斑水肿(CI-DME)患者,首次治疗时应考虑抗 VEGF 和 PRP 治疗的联合治疗,以有利于防止视力的进一步下降、并有利于促进部分患者的视力提升。

2) 抗 VEGF 治疗:与 PRP 相比,抗 VEGF 治疗后视力较好,视野损失较少,玻璃体切割术次数较少,较少发生新进展的视力下降,然而治疗和就诊次数会因为抗 VEGF 药物需要多次注射治疗而增加。抗 VEGF 治疗可以降低进展为 PDR 的风险,

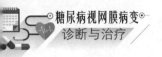

与激光治疗对照相比,DME 患者接受抗 VEGF 治疗后 DR 改善的概率明显升高。但单纯的抗 VEGF 治疗是否能代替重度 NPDR 的 PRP 治疗,目前尚未清楚。因此临床工作中,对于那些年纪较轻、病情较重、依从性较差的患者,不建议应用单纯的抗 VEGF 治疗来代替重度 NPDR 的 PRP 治疗,以防糖网病在不知不觉中加剧。因为对于依从性的管理一直是 DR,尤其是 PDR 患者管理的难点和重点。

3) 手术治疗:目前主要的手术方式为玻璃体切割术。玻璃体切割术的适应证包括:①无法吸收的玻璃体积血;②累及黄斑的牵拉性视网膜脱离;③合并孔源性和牵拉性视网膜脱离;④致密的视网膜前(黄斑)出血。在玻璃体积血后 1~6 个月内进行玻璃体切割术治疗预后更好。术前玻璃体腔注射抗 VEGF 药物可缩短手术时间,减少视网膜裂孔数量以及术中出血量;术前或术中玻璃体腔注射抗 VEGF 药物可降低术后玻璃体出血的风险。

4) 其他:如妊娠合并 DR 的治疗,对于女性糖尿病患者,妊娠会加速 DR 的发生和发展,激光光凝术可用于治疗孕期重度 NPDR 和 PDR。

3. 为什么糖尿病视网膜病变需要严格控制"三高"?

答:糖尿病视网膜病变的发生是糖尿病患者因高血糖导致的全身各组织器官发生的微血管病变在眼病的表现,血糖的控制是治疗的基础,同时,血压和血脂对糖网病也有协同作用,大量的研究文献已显示管理和纠正全身代谢的紊乱状态可改善糖网病的严重程度。

(1) 血糖的管理　血糖的波动以及低血糖会加重眼底病变,

而良好的血糖控制,可以预防和(或)延缓糖网病的发生及进展。临床指南和专家指南均推荐血糖控制目标个体化,科学降糖,同时须重视降糖的速度与幅度。目前认为,各类降糖药物均可通过血糖控制来达到防治 DR 的效果,但在有糖尿病黄斑水肿(DME)的患者中应避免应用噻唑烷二酮类(罗格列酮、吡格列酮),因有证据显示其可能增加 DME 发生风险。无论是 1 型或 2 型糖尿病,胰岛素都能延缓其糖网病的进展速度。

(2) 血压的控制　肾素-血管紧张素系统研究(英文缩写:RASS)显示,肾素血管紧张素系统(英文缩写:RAS)阻断剂对 1 型及 2 型糖尿病的糖网病发生和(或)进展有保护作用,无论是血管紧张素转化酶抑制剂(如依那普利),还是血管紧张素 Ⅱ 受体拮抗剂(如氯沙坦)在糖化血红蛋白(HbA1c)>7.5% 的患者均可延缓糖网病进程,针对 HbA1c≤7.5% 的患者尚需更大样本更长期的研究。有研究提示血管紧张素 Ⅱ 受体拮抗剂类药物可减少 DR 发生风险,且可改善轻中度的糖网病。此外,有系统性综述数据显示血压下降对糖网病有明显益处,但各种降压药物之间无明显区别。另有大型随机对照试验(13 823 例患者)的系统性综述结果也提示:血管紧张素转化酶抑制剂类降压药可减低糖网病进展风险,并增加 DR 恢复的可能性。中国糖尿病视网膜病变防治专家共识建议:糖尿病合并高血压者推荐 RAS 阻断剂为首选药物,但不推荐 RAS 阻断剂作为血压正常的糖尿病患者预防视网膜病变的药物。

(3) 血脂的调节　美国早期糖尿病视网膜病变治疗研究组(ETDRS)针对 2 型糖尿病报告基线总胆固醇>6.2 mmol/L

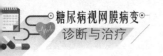
(240 mg/dl)对比＜5.2 mmol/L(200 mg/dl),随诊 5 年,双倍增加的风险增加 50%。平均观察期 6.5 年,采用 ETDRS 标准 7 视野彩色照相观察硬性渗出,并进行分级,发现低密度脂蛋白处于高值的患者对比处于低值的患者,临床有意义黄斑水肿(CSME)的风险增加 3 倍。

药物上,伴有高三酰甘油血症的轻度 NPDR 患者,可采用非诺贝特治疗。非诺贝特干预降低糖尿病事件(FIELD)的研究显示,非诺贝特治疗组(200 mg/d)患者的首次激光治疗需求较安慰剂组减少 31%。FIELD 眼科子研究显示 DME 患者采用非诺贝特治疗,较安慰剂显著减少 DR 进展。控制糖尿病患者心血管风险行动研究(ACCORD)眼科子研究结果显示,与辛伐他汀单药治疗相比,非诺贝特联合辛伐他汀治疗减少 DR 进展达 40%,对于基线有 DR 的患者,非诺贝特显著减少视网膜病变进展高达 57%。非诺贝特在调节脂代谢紊乱、炎症、氧化应激、血管新生和细胞凋亡等方面有一定作用,可能与改善 DR 的发生、发展相关。

4. 对糖尿病视网膜病变的治疗是否每个患者都一样的呢?

答:对糖尿病视网膜病变的治疗,总体原则相同,但因每位患者个体化因素不同,因而针对性的治疗也是各不相同的,具有很强的个性化。一方面,和每个糖尿病患者所患糖网病的危险因素有关,包括:糖尿病的病程长短、HbA1c 水平、血糖水平、血压、血清总胆固醇和低密度脂蛋白等。因为每位糖尿病患者所处的病程和血糖控制水平都不尽相同,而这两者又是糖网病进展的主要危险因素,而对于血糖的控制,可能比病程更为重要。

另一方面,和个体糖网病所处的严重性分级阶段不同有关,不同严重性阶段所采用的治疗方案不同,当然其预后结果也不尽相同。总之,不同的病程阶段和血糖等代谢控制水平及糖网病严重性分级阶段共同决定着治疗方案的选择、实施与预后。

5. 现代诊疗中,如何根据糖尿病视网膜病变严重性分级进行综合治疗?

答: 无论国际还是国内的糖网病严重性分级标准,都是根据疾病所到达的微血管病变严重性程度加以区分的,其目的是为了能针对不同的阶段选择应用不同的治疗手段,以期达到相应的治疗效果。以国际临床糖尿病视网膜病变严重分级为例,共5个级别,每一级别所对应选择的治疗方法也各不相同。根据最新的《糖尿病视网膜病变临床指南》(表4),对于糖网病的各种分级治疗要求如下:

表4 糖尿病视网膜病变分级诊疗的随访要求及方式选择

DR 严重程度	是否存在黄斑水肿	随访时间(月)	全视网膜光凝	局部和(或)格栅光凝	抗 VEGF 治疗
正常或极轻度 NPDR	否	12	否	否	否
轻度 NPDR	否	12	否	否	否
	NCl-DME	**3~6**	否	**有时**	否
	Cl-DME	1	否	很少	经常
中度 NPDR	否	**6~12**	否	否	否
	NCl-DME	3~6	否	**有时**	很少
	Cl-DME	1	否	**很少**	经常

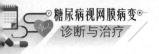
（续表）

DR 严重程度	是否存在黄斑水肿	随访时间（月）	全视网膜光凝	局部和（或）格栅光凝	抗 VEGF 治疗
重度 NPDR	否	**3～4**	有时	否	有时
	NCl-DME	2～4	有时	**有时**	有时
	Cl-DME	1	有时	**很少**	**经常**
非高危 PDR	否	**3～4**	有时	否	有时
	NCl-DME	2～4	有时	**有时**	有时
	Cl-DME	1	有时	有时	**经常**
高危 NPDR	否	**2～4**	推荐	否	**有时**
	NCl-DME	**2～4**	推荐	有时	**有时**
	Cl-DME	1	推荐	有时	**经常**

注:根据最新《糖尿病视网膜病变临床指南》建立的糖网病各级治疗随访要求及方式选择,其中深色标注为指南推荐抗 VEGF 治疗,对于累及中心凹的黄斑水肿(Cl-DME)的应用频率为"经常"。

(1) 对于正常或轻度 NPDR, DR 进展可以非常迅速,眼底正常或患有少量微动脉瘤的患者应每年进行复查。同时辅以优化内科治疗,控制"三高"为主。

(2) 对于不伴有 DME 的轻度至中度 NPDR,患有视网膜微动脉瘤和少量点状出血或硬性渗出的患者应在 6～12 个月内进行一次复查。需要注意的是,因 DME 控制良好而停止治疗时,有重度病变的患者病情进展可能加快。因此对于这阶段的患者,做好严密眼底监控及严格全身控制"三高"非常必要。

(3) 对于重度 NPDR 和非高危 PDR,这一类患者在全视网膜光凝(PRP)治疗后发生严重视力损失的风险降低。因此,对于这类患者建议严密观察随访,当有高危特征进展时进行激光治疗;对于有 DME 的患者,可以考虑早期进行 PRP,并结合黄斑水肿情况联合抗 VEGF 药物的治疗。这一阶段也是视力维护的关键期,若患者难以做到密切随访或治疗依从性差,可以考虑及时介入 PRP 治疗,以防因病情隐匿进展而视力丧失。

(4) 对于高危 PDR,根据临床指南中的定义具有以下 4 个特征中的任意 3 个即为高危 PDR:

1) 新生血管形成(任何位置);

2) 视盘或视盘附近新生血管形成;

3) 至少有中度新生血管形成,即 1 个视盘直径内,大于 1/4 至 1/3 视盘面积,其他部位大小至少为视盘面积的一半;

4) 玻璃体或视网膜周边出血。

对于 PDR 的治疗方案包括以下 3 种:

(1) 激光治疗　指南指出 PRP 可降低严重视力丧失的风险,是一种行之有效的治疗方法,但仅局部或不完全的视网膜光凝治疗则不然。特别对于 2 型糖尿病,当进展到高危 PDR 之前,应进行 PRP 治疗。1 型糖尿病患者发生高危 PDR,PRP 的治疗时间取决于患者的依从性以及对侧眼对治疗的反应。PRP 治疗的目标是降低视力丧失的风险。术前应检查是否有 DME,并向患者交代治疗的不良反应和视力丧失的风险,取得患者的知情同意。对于合并 CI-DME 患者,首次治疗时应考虑联合抗 VEGF 和 PRP 治疗。

(2) 抗 VEGF 治疗　与 PRP 相比,抗 VEGF 治疗后视力较好,视野损失较少,玻璃体切割术次数较少,较少发生新进展的视力下降,然而治疗和就诊次数增加。患者的依从性是 PDR 患者管理的重点。在考虑 PRP 治疗的重度 NPDR 患者中,单纯抗 VEGF 治疗是否有效,目前尚未清楚。一些进行单纯抗 VEGF 治疗的 PDR 患者出现严重并发症及患新生血管性青光眼(NVG)风险有所提高。即使抗 VEGF 治疗玻璃体积血可能有效,重度 PDR 患者中可能出现视网膜牵拉,并存在牵拉加重的风险。抗 VEGF 治疗可以降低进展为 PDR 的风险。与激光对照相比,DME 患者接受抗 VEGF 治疗后 DR 改善的概率明显升高。

(3)手术治疗 目前主要的手术方式为玻璃体切割术。对于玻璃体混浊干扰视力或严重的纤维血管增生、牵拉性视网膜脱离累及黄斑的 PDR 患者,应考虑行玻璃体切割术;对于严重的新生血管眼应尽早进行玻璃体切割术。在玻璃体积血后 1~3个月内进行玻璃体切割术治疗预后更好。另外,相关研究也发现,术前玻璃体腔注射抗 VEGF 药物可缩短手术时间,减少视网膜裂孔数量以及术中出血量;术前或术中玻璃体腔注射抗 VEGF 药物可降低术后玻璃体出血的风险。

6. 为什么糖尿病视网膜病变需要进行全视网膜激光治疗?

答:全视网膜光凝的原理是基于糖尿病视网膜病变波及的视网膜范围广,视网膜周细胞和内皮细胞损伤导致毛细血管塌陷,大面积无灌注区形成,并刺激产生视网膜新生血管。播散的全视网膜光凝斑降低了全视网膜的氧耗,使得已形成的视网膜新生血管消退。糖尿病视网膜激光治疗的目的就是通过激光破坏掉一部分视网膜,让有用的视网膜部分得到足够的氧分供应。因为糖尿病视网膜病变发生的根本机制,是由于血流量不足,造成视网膜缺血缺氧,无法满足视网膜正常血液供应,因此只能破坏一部分相对不重要的视网膜,通过这种方式来保存更重要的视网膜功能,得到足够的养分,以延缓视网膜的病变的发展。全视网膜光凝部位选择在黄斑区以外的视网膜,保留了黄斑中央区的重要功能(图33)。

7. 哪些人需要进行全视网光凝?治疗适应证是怎样的?

答:应用全视网膜光凝技术治疗糖尿病视网膜病变也是有一个发展过程的。自1960年Beetham和Aiello提出全视网膜光凝治疗增殖期糖尿病视网膜病变(PDR),至今光凝术仍是糖尿病视网膜病变治疗的主要手段。1971年由美国和欧洲一些国家组成的15个中心的糖尿病视网膜病变研究组,确定了氩激光和Xenon光的全视网膜光凝(PRP)对控制增殖期糖尿病视网膜病变引起的严重视力丧失的有效性。选入这项研究的患者除增殖期糖尿病视网膜病变外,还有严重的非增殖期糖尿病视网膜病变(NPDR)患者。1985年美国早期糖尿病视网膜病变研究组强调了全视网膜光凝的适应证是增殖期糖尿病视网膜病变,不建议将增殖前期作为适应证,目前全视网膜光凝已成为治疗增殖期糖尿病视网膜病变的常规手段。2003年国际眼科理事会发表了《糖尿病视网膜病变的临床推荐指南(PPP)》,提出严重的非增殖期糖尿病视网膜病变合并黄斑水肿时,有时可以考虑行全视网膜光凝,这些严重情况包括:全身情况差、难以随诊、病变进展迅速等。

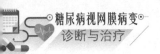

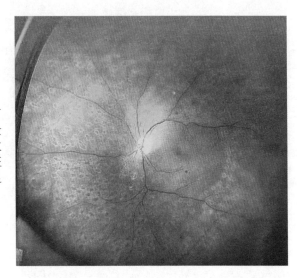

图 33

全视网膜光凝后的广角彩色眼底照相。全视网膜光凝一般分次进行（4～6 次），光斑要排列有序，必须有足够的有效光凝反应。

　　因此，目前临床上全视网膜光凝的适应证主要针对严重的糖尿病视网膜病变，包括严重 NPDR 和早期 PDR。增殖早期的高危 PDR，应在能看清眼底时尽快积极地进行全视网膜光凝。高危 PDR 是指由明确的视盘新生血管和（或）玻璃体或视网膜前出血。若有广泛的眼前段新生血管、重度 NPDR 以及快速发生的进行性视网膜毛细血管闭塞，都是全视网光凝的适应证。一旦当病情进入纤维增殖期和增殖晚期，出现纤维血管膜和牵拉性视网膜脱离时，建议应进行玻璃体切除手术治疗。此期光凝容易刺激玻璃体收缩，诱发玻璃体积血，也容易导致视网膜裂孔形成。

　　8. 当全视网膜激光完成后，就可以一劳永逸了吗？

　　答：当患者根据病情及治疗计划已完成了全视网激光后，仍需要做好随访，必要时还需要补充激光。下列情况应考虑增加

额外的 PRP 和(或)抗 VEGF 治疗:

(1) 新生血管未能消退;

(2) 视网膜或虹膜新生血管增多;

(3) 新发生玻璃体积血;

(4) 新区域有新生血管形成。

在复杂的 PDR 患者中,玻璃体牵拉新生血管造成玻璃体积血,此时不需要额外进行 PRP 治疗,而是需要进行玻璃体切割术。因此,当全视网膜激光完成后,也不是一劳永逸的,患者一方面要控制好全身因素(血糖、血压、血脂等),另一方面仍需要做好定期的随访监测。

9. 糖尿病视网膜病变全视网膜光凝治疗是如何进行的?

答:对于糖尿病视网膜病变的全视网膜光凝治疗,是按照一定的光凝范围、光斑密度和光斑数对黄斑区以外的视网膜进行有一定规格的激光凝固技术,治疗的目标是,减少视网膜代谢需求,减轻缺氧,促进新生血管消退。PRP 术给许多糖网病患者带来了福音,减少和阻止视功能急剧下降的发生,但完成一次成功有效的全视网光凝,需要考虑以下方面:

(1) 全面的眼科检查,患者身体条件允许,在荧光素眼底血管造影(FFA)指导下进行光凝术将使治疗更为有的放矢。

(2) 全身状况控制,重视良好的血糖和血压都有利于激光的治疗。

(3) 激光参数、治疗频率和药物的联合选择等,以尽可能减少激光不良反应、减少激光对视功能的损伤。

PRP 具体的治疗方法如下(图 33):

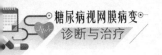

(1) 根据病变选择波长合适的激光：若患者眼底条件好，选择绿/黄/红激光均可；若屈光间质混浊，选择黄/红激光均可；若对黄斑区光凝，可选择黄光。一般选用绿光为主，光斑直径 200～500 μm。

(2) 由距离视盘边缘 0.5～1.0 PD 处向外光凝，光斑间的距离 1～1.5 光斑直径。越往周边，光斑的直径可以越大。

(3) 近黄斑血管弓部的光斑可以为 200 μm，远周边部的光斑可以达 500 μm。

(4) 曝光时间可以选择 200～500 毫秒。若选择 500 毫秒患者会有疼痛感，要进行球后或球旁麻醉，选择 200 毫秒和 300 毫秒时用表面麻醉滴眼剂即可。

(5) 光斑要排列有序，必须有足够的有效光凝反应，一般须有二级光斑反应。光斑反应分级(gradation)是基于激光后视网膜脉络膜可见的组织反应。国际上没有统一的分类，一般国内外临床上大多分为四级。1 级是依稀可辨，仅仅是视网膜色素上皮的变白；2 级是雾状淡灰色反应；3 级是灰白色，中央部较白的反应；4 级是致密的熟蛋白样白色反应。光斑过强会降低视网膜敏感性，导致视野缩小。

(6) 各个象限都要求光斑直达周边，总量不少于 1 200～1 600 个光凝点。光斑止于距视盘周围 1～1.5 PD，距离黄斑中心凹颞侧至少 3 000 μm 以外。增殖前期的量约 1 200 个灶，增殖期有大面积新生血管或视盘型新生血管，或者已发生少量视网膜前出血时，可以超过 1 600 个激光灶。重症增殖性糖尿病视网膜病变(PDR)如新生血管性青光眼需要的激光量更多。

（7）当增殖期糖尿病视网膜病变合并临床有意义的黄斑水肿时可先行黄斑区光凝,方法见黄斑水肿的光凝治疗。现阶段,在临床上,更多的情况下会先行抗 VEGF 治疗,并适时与全视网膜光凝进行联合治疗。部分患者也可将玻璃体腔内糖皮质激素治疗与 PRP 进行联合治疗。

（8）全视网膜光凝一般多为分次进行(视患者病情及耐受情况分为 4~6 次进行,间隔 3~7 天),虽然单次足量的激光治疗可以很快控制病变的进展,但有些患者会出现激光后的脉络膜脱落、浅前房,甚至诱发闭角型青光眼,也有可能发生黄斑水肿导致视力迅速下降,因此一般进行分次激光以降低水肿反应发生的风险,尤其对于浅前房患者或全身条件较差的患者,如肾功能不佳者。但若患者病情特别凶险,可先注射抗 VEGF 药物,让眼底新生血管及水肿等情况安静下来,再打激光,因为抗 VEGF 可有效预防黄斑水肿和脉络膜脱离。根据危重患者病情需要,比如重症增殖性糖尿病视网膜病变(PDR)如新生血管性青光眼者,多数患者可耐受分 2 次完成。

10. 眼底激光有损伤性吗? 是否能不做则不做?

答:糖尿病患者常常会对激光治疗尤其是全视网膜光凝治疗存有顾虑,这是可以理解的。然而,全视网膜光凝术仍是目前公认的治疗特定阶段的糖尿病视网膜病变最安全、有效的措施。的确,光凝术在治疗疾病的同时也是一种对部分视网膜组织的破坏,因其治疗原理是通过激光的光热效应造成脉络膜视网膜瘢痕,从而降低视网膜对氧的需求,因而刺激新生血管形成的生长因子相应减少。同时,光凝使视网膜变薄,使脉络膜血管的氧

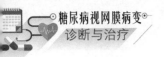
供给视网膜内层,改善视网膜的缺氧状态,维持正常的氧张力;光凝使小动脉收缩,使扩张的小静脉和毛细血管收缩和闭塞,从而减少渗漏,使视网膜渗出和水肿减轻;光凝破坏视网膜色素上皮(RPE)细胞的脉络膜毛细血管;光凝封闭了大片毛灌注区使视网膜缺血得以改善,从而减少因缺血而诱导的新生血管生长因子,如血管内皮生长因子(VEGF)等的分泌,减少新生血管形成或使之消退。总之,光凝治疗的目的是促使已有的新生血管消退,预防再生新生血管,消退或减轻黄斑区水肿,从而达到遏制眼底病的进展。

全视网膜光凝术后可能出现的常见情况有:光凝术可对视功能产生一定的影响,如短暂视力下降;对比敏感度短期内有降低,术后3个月恢复到术前的95%;视野2周后有些缩小,以后4个月逐步稳定;主观上并不感觉影响日常生活。因此,相比较严重阶段的糖尿病视网膜病变的致盲风险,这些激光相关并发症仍是可以接受,及时而有效的激光光凝治疗对保存有用的视功能还是非常必要的。

11. 对于糖尿病黄斑水肿为什么需要早发现、早治疗?

答:糖尿病视网膜病变与糖尿病黄斑水肿是糖尿病患者失明的首要原因,也是糖尿病患者最担心的眼部并发症。据统计,我国每10位糖尿病患者中,可能就有4名并发糖尿病视网膜病变,它已经成为成年人排名第一位致盲性眼病,杀伤力巨大。对于已经出现糖尿病视网膜病变的患者来说,其患有糖尿病黄斑水肿的概率就会大大增加。无论是轻度糖尿病视网膜病变,还是重症糖尿病视网膜病变,糖尿病黄斑水肿都是影响糖尿病患者视力健康的最主要的原因,也是糖尿病患者人群失明的最主要原因,所以,我们必须要花精力去关注糖尿病黄斑水肿,避免疾病进一步进展,造成无法挽回的视力损伤。早发现、早诊断对治疗糖尿病黄斑水肿非常关键。一旦明确诊断后,目前国内外在治疗糖尿病黄斑水肿上已经达成共识,第一线治疗方案是各相关指南中推荐的玻璃体腔抗 VEGF 药物注射治疗,此种方法能够改善视网膜血管的通透性,减少黄斑水肿的出现。糖尿病视网膜病变及水肿并不能完全被抗 VEGF 等药物治愈,其作用是稳固血视网膜屏障,减少进一步的结构和功能破坏。据文献报道,有高达 73% 的糖网病患者视力损害由累及黄斑中心凹的黄斑水肿引起,自然病程中,糖尿病黄斑水肿在第一年引起的视力下降最多,因此应尽早发现以能尽早挽救。

12. 对糖尿病性黄斑水肿的总体治疗原则是怎样的?

答: 对于 DME 的治疗,DME 治疗方案的选择在近些年发生了巨大变化。首先,需关注系统因素,如血压和血糖的控制,对于糖尿病患者来说十分重要。特别是有 DME 的情况下,此时控制血压对于降低水肿程度有至关重要的作用。目前的治疗方法包括玻璃体内注射药物(包括一线使用的抗 VEGF 药物),之后使用激光治疗或者类固醇疗法(如地塞米松)。然而明确水肿是否累及中央凹或中央凹下方非常重要,因为这决定了所选择的治疗方式。DME 分为中心累及型(CI-DME)或非中心累及(NCI-DME)型。其中 OCT 是检测和定量 CI-DME 的最佳方法。具体方法如下:

(1) 未累及中央凹的临床上显著黄斑水肿　根据糖尿病视

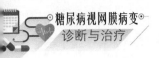
网膜病变早期治疗研究(ETDRS),与对照组相比,采用激光治疗的临床有意义的黄斑水肿(CSME)的患眼能降低50%中度视力丧失的风险。部分患眼接受治疗之后,视力得到了提升。黄斑激光治疗的原理并未完全明确,可能和视网膜色素上皮细胞或Müller细胞释放的细胞因子有关。

(2) 对于累及中央凹的黄斑水肿(CI-DME) 近年来,国内外多项临床试验将 CI-DME 作为入选标准,多项更新中的临床指南也已将抗 VEGF 作为 CI-DME 的一线治疗方案(表4)。但治疗上需视患者视力下降程度而定,包括:

1) 观察与治疗延迟:对于视力良好的 CI-DME 患者,治疗合理延迟到视力受到影响的时候,患者应每2~4个月检查一次。研究发现,对于 DME 患者来说,在患病的前2年,如果使用抗VEGF 或激光光凝术或持续性观察(只在视力下降时,给予抗VEGF 治疗),那么患者的视力和正常视力相比,不会有大的变化。因此,如果患者视力良好,开始时进行观察是合理的,待 CI-DME 患者视力下降后再进行干预也是可以的。在激光或观察治疗中应用抗 VEGF 治疗的标准是:在一次随访中,视力较基线减少至少10个字母(视力表中>2行),或在任意连续2次随访中减少5~9个字母(1~2行)。

2) 抗-VEGF 治疗:抗 VEGF 治疗在改善 CI-DME 患者视力方面比单独使用局灶激光光凝更有效,故抗 VEGF 治疗已成为国内外临床指南的 DME 一线治疗方案。而进行激光治疗的时间延迟或提前,均不影响结果。

3) 激光治疗:局灶激光光凝降低了临床有意义的黄斑水肿

(CSME)患者视力丧失的风险。当今指南推荐使用改良的激光治疗方法(即:激光能量不宜过强,光斑间隔大于一个格栅,直接瞄准微动脉瘤,在距离黄斑中心凹至少 500 μm 的区域外,并且避免激光触及视网膜中心凹脉管系统),相比不加干涉,激光光凝可以减少患者的视力下降,增加 DME 的恢复率。

4) 激素治疗:抗 VEGF 联合玻璃体腔地塞米松缓释剂治疗对顽固型 DME 有减少炎症因子的作用,部分患者可改善黄斑结构,但临床试验显示对视力恢复并未产生额外的益处,同时也有可能提高白内障发生率和高眼压的风险,因此,需视患者的具体情况而定。

5) 其他治疗:当存在明显的玻璃体视网膜牵拉时,对于激光光凝术、抗 VEGF 治疗没有效果的患者,玻璃体切割术可以改善CSME 患者的视力,术中可通过切除玻璃体,减少玻璃体腔内细胞因子(如血管内皮生长因子:VEGF)的干扰,并剥除玻璃体后皮质并视病人情况加以对视网膜内界膜的处理,以去除牵引。

13. 对于糖尿病黄斑水肿的抗 VEGF 治疗到底需要打几针?

答:对于累及中央凹的黄斑水肿(CI-DME)的治疗,多项高质量的临床试验证明,抗 VEGF 治疗在改善 CI-DME 视力方面比单纯局灶激光治疗更有效,因此,在此基础上多项临床治疗指南均显示抗 VEGF 治疗对 CI-DME 的有效性。而对于糖尿病黄斑水肿的抗 VEGF 治疗需要打几针? 这个问题是一个十分个性化的问题,因为每个患者、每个时期都会有所不同。但是,在具体治疗方案实施上也需要遵循一定的治疗原则,才能取得较好的效果。

（1）关于开始治疗的时间　从解剖上说，长期的 DME 可导致视网膜内层结构紊乱，即使黄斑水肿消退后仍会持续存在，最终诱发永久性的视力损害，因此在诊断时即应治疗 DME。

（2）DME 的发病机制和进展过程决定了 DME 起始需要更多次的 VEGF 注射治疗。主要原因有以下几方面：

1）DME 的难控制：因 DME 是一种多因素起源且发病机制复杂的疾病，因此其发生机制有别于其他新生血管类眼底疾病。

2）DME 的难恢复：因 DME 在形成过程中伴多种细胞缺失（如内皮细胞、周细胞）、结构功能改变，形成中伴血管壁的破坏。

3）DME 的难逆转：因 DME 对视网膜结构改变和破坏更严重。黄斑部极易发生水肿，黄斑对缺血和氧化应激敏感性高，解剖学特征特殊，例如，松散的细胞间黏附和中央凹缺乏 Müller 细胞，Henle 纤维层极易吸收液体而肿胀，所以任何原因引起的视网膜水肿，黄斑部是最易受累的部位之一。在早期因液流慢，水肿即可发生。DME 患者的水肿包括细胞内/外水肿，常常较为严重，慢性 DME 可导致视网膜内层结构紊乱。

4）DME 的难根除：因高血糖导致的 VEGF 水平高表达，因而常常使 DME 的水肿风险无法根除，而与湿性老年黄斑变性患者眼相比，DME 患者眼中 VEGF 水平更高。

以上四项原因的存在，因此临床上，DME 起始往往需要更多次的 VEGF 注射治疗。

（3）关于治疗方案的制订　糖尿病性黄斑水肿有易复发的特点。DME 是糖尿病的并发症，是不可治愈的，目前的治疗方法是缓解或控制病情的进展，因此治疗 DME 也是一个不断再治疗的过程。而规范的治疗可降低 DME 复发的风险,我们应遵循基于循证医学研究和临床实践指南的建议或推荐意见,选择合适的治疗方案的疗法发挥药物最大的治疗作用。

对于 DME 的抗 VEGF 治疗,各项循证医学研究结果和临床实践指南均建议:连续每月注射抗 VEGF 药物,直至视力稳定(表5)。而 4 针抗 VEGF 注射后每多 1 针将有更多的患者获益。

表5 权威指南对于 DME 患者首次治疗负荷量(Loading)方案的推荐

指南/共识	推荐注射方案
2017 年国际眼科协会糖尿病眼保健指南	• 初始连续 4 个月每月注射,如果水肿持续且未达到治疗成功,还需要在第 5 和第 6 个月再注射 2 次。
2017 年亚洲国家循证治疗建议	• 治疗最初第一年可能要求每月一次至少治疗 5～6 个月,且治疗第一年累计治疗次数多达 8 次。
2017 年欧洲 EURET-INA 指南	• 初始治疗时应每月注射,若视力和水肿出现改善应继续治疗,直至视敏度稳定或 OCT 改善。
2019 年美国眼科学会(AAO)指南	• 治疗 CI-DME,抗 VEGF 起始每月注射 1 次,连续 4～6 个月,视力达到 20/20 或 DM 消退可延缓治疗。

总之,对于 CI-DME 的抗 VEGF 治疗,应在视网膜结构无重大改变的情况下即开始进行治疗,同时掌握"早期、足量、规范、持续"的治疗原则,这对最大限度地保持和提升视功能都是非常关键的。

14. 对 CI-DME 患者的玻璃体腔内抗 VEGF 的治疗方案有哪些?

答:临床工作中,对 CI-DME 患者的玻璃体腔内抗 VEGF 的治疗方案主要从视功能损伤程度出发,并依据各临床指南制订

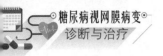

治疗方案：

（1）对于视力较好（视力为 20/25 及以上）的累及黄斑中心凹的糖尿病性黄斑水肿（CI-DME）患者，最合理的策略是观察，而仅当视力下降时才进行治疗，这也是被循证医学证据所证实的。研究发现，大多数视力较好的 CI-DME 患者 2 年内不会出现明显的视力下降。当然，在临床工作中，还需要结合患者的全身情况，如糖尿病病程、血糖控制情况、年龄、对视功能的需求、经济情况等，选择个性化的治疗方案。

（2）对于视力下降需要应用抗 VEGF 治疗的 CI-DME，为了治疗效果最大化，目前最新国际临床指南的治疗方案主要有以下 3 种：

1）第一种是 T 型治疗方案。T 型治疗方案是组合一个有着每月间隔强化的初始治疗方案，接下来治疗可能因为视力恢复情况和黄斑厚度的降低情况而提早结束，但是如果病情没有进一步改善，则一直回访监控病情，并根据病情"改善""恶化"和"稳定"标准来进行判断，一旦达到稳定状态，时间间隔就会延长。

T 治疗方案一般采用起始每月注射，连续注射 4～6 个月，视情况（若视力或中央黄斑厚度没有改变，或视力达到 20/20，或 DME 消退）允许延缓治疗。而一旦发现黄斑中心厚度增加或者视力下降，则需要继续注射治疗。若连续就诊发现不需要治疗，随访时间间隔延长至最长 4 个月。这种方法已被证明可以明显减少注射次数，且同时获得良好的视力。

2）第二种是治疗并延长方案（简称：T&E 方案），这种方法可减少注射负担,即根据治疗反应调整每次治疗的间隔,有研究表明 T&E 组更有利于视力的恢复。

3) 对于顽固性 DME 可以考虑抗 VEGF 联合局灶性激光治疗。但国际指南也指出对于 CI-DME 常规联合抗 VEGF 和激光治疗也是没有必要的,尽管有时可能会考虑偶尔的辅助延迟激光治疗,特别是在常规抗 VEGF 治疗后,且于离中央凹很远的地方仍有持续的微血管渗漏改变之时。

15. 为什么抗 VEGF 药物可以治疗糖网病和黄斑水肿呢?

答:糖尿病患者的高血糖会引起人体组织的慢性缺氧,由此可能导致一系列细胞因子的级联反应,包括以血管内皮生长因子(VEGF)为主的病理性高表达,引起渗漏、血管增殖,以及促发炎症等病理过程。糖网病的增殖期和非增殖期均可合并黄斑水肿,研究发现,糖尿病黄斑水肿时既有 VEGF 高表达,也有炎性因子的升高。若向正常实验动物眼内注射 VEGF 可以引发视网膜血管通透性增加和毛细血管无灌注。因此,VEGF 被广泛认为是介导糖网病炎性过程的核心因素,它是参与糖网病及其黄斑水肿病理生理过程的一个重要分子,是对眼部造成不可逆性损害甚至致盲的重要原因。

正常情况下,VEGF 也是广泛分布于人体内的,生理性分泌的 VEGF 对维持血管完整性起着重要作用,但是过度表达则会使血管异常增殖。而糖尿病是不能完全被消除的原发病,基于其独特的病理生理作用,应用抗 VEGF 药物治疗能显出重要治疗价值。

在此,我们不妨一起来了解一下 VEGF 有哪些生理功能,以便

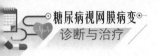

深入理解应用治疗的意义和方式。VEGF 是一种同源二聚体糖蛋白,广泛存在于人体内各种器官,在眼部主要分布于视网膜周细胞、血管内皮细胞、色素上皮细胞等。VEGF 有 VEGF-A、VEGF-B、VEGF-C、VEGF-D、VEGF-E、VEGF-F 和胎盘生长因子(PGF)7 个亚型,当中以 VEGF-A 活性最强。研究发现,VEGF 的生理功能主要有:

(1) 能直接诱导血管内皮细胞进入有丝分裂阶段,促进新生血管的形成。

(2) 增加血管内皮细胞的通透性,使血浆蛋白、纤维蛋白原等大分子物质溢出血管外,为新生毛细血管网的形成提供丰富的基质;刺激间质细胞转化成成熟的血管基质,从而加速血管生成;改变胞外基质,间接加速血管生成。

(3) 具有保护神经的作用,因其可抑制神经元的凋亡,促进神经元的增速,对视网膜神经有保护的作用。

(4) 抗血栓形成,从而保护血管。

由此可见,适量的 VEGF 有利于维持血管神经的正常生理功能,但一旦产生过量,则会对血管和神经引起伤害。

16. 目前,我们临床应用的抗 VEGF 药物有哪些?

答:抗 VEGF 制剂在临床的应用是将实验研究转化为临床医学应用的经典范例。临床上通过新生血管性眼病(如黄斑变性)的临床特点发现了新生血管是此病的主要病因,根据发病机制,在实验室中制备出单抗,再次应用于临床,并成功治疗了该病。这个过程是转化医学应用的经典案例,也为我们临床与基础实验的结合提供了启发和参考。抗 VEGF 药物经历了几代的递进发展,从最初的 Macugen, VEGF-A165 单体的寡核苷酸,到单克隆抗体 Avastin 和 Lucentis,更到后来的抗体融合蛋白阿柏西普(英文名:Aflibercept)和康柏西普(英文名:Conbercept),不但与 VEGF 结合的靶点更多,产生的效果也更强。目前国际国内临床应用的抗 VEGF 制剂有四种:贝伐单抗(标签外用药)、雷珠单抗、阿柏西普和康柏西普,其特点与作用分别如下:

(1) Bevacizumab(贝伐单抗,Avastin) 由 Genentech 公司研发,于 2004 年 2 月经美国食品药品管理局(FDA)批准后成为首个上市的抗癌新药和抗血管形成抑制剂之一。2005 年首次报告 Avastin 玻璃体注射治疗 wAMD 的案例。该药物是利用基因工程重组的全长 VEGF 单克隆抗体,由鼠源性抗体和人类 IgG 组成,相对分子质量约为 149 KD。Bevacizumab 可以拮抗 VEGF-A 的所有同源异构体,阻止 VEGF 与内皮细胞表面的 VEGF 受体结合,从而减轻血管通透性和阻断新生血管的形成。尽管现在大量眼科临床研究表明,该药用于血管增生性疾病,并取得了很好的疗效,但 Bevacizumab 自始至终未批准用于眼科临床。

(2) Ranibizumab(雷珠单抗,Lucentis) 瑞士诺华制药公司的 Ranibizumab 自研发时就定位为眼科用药,2006 年 6 月 30 日获美国 FDA 批准用于眼科临床治疗年龄相关性黄斑变性。2012 年 6 月 CFDA 批准上市也用于湿性年龄相关性黄斑变性。其作用与 VEGF-A 的同源异构体结合。但是,Bevacizumab 作为全长的重组人源化抗体,相对分子质量为 149 kD,而 Ranibizumab 只是截取了 Bevacizumab 的 Fab 片段,并通过基因工程

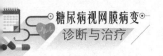

对其中 6 氨基酸序列进行了更改,相对分子质量为 48 KD,且对 VEGF 更具有亲和力。玻璃体腔内注药能使药物直接接触视网膜,进而透过视网膜内界膜、视网膜色素上皮质渗透至脉络膜。理论上认为 Bevacizumab 因分子量较大,透过视网膜内界膜困难,进而研发出分子质量小的 Ranibizumab,理论上具有更强的穿透力。2010 年美国 FDA 首先批准用于 RVO 导致的黄斑水肿的治疗,2012 年和 2015 年美国 FDA 分别批准用于 DME 的治疗和 DR 的治疗,2013 年 7 月获欧盟委员会批准,用于治疗病理性近视继发的脉络膜 CNV。2020 年 1 月 1 日开始,雷珠单抗对于 50 岁以上的 wAMD、DME、脉络膜 CNV、RVO 继发的黄斑水肿的 4 个适应证被纳入医保。

(3) Aflibercept(阿柏西普,Eylea) 新一代的 Aflibercept 是一种人类重组融合蛋白,相对分子质量为 115 kd,能作用于 VEGF-A、VEGF-B 和胎盘生长因子(PlGF)。它与 VEGF-A 亲和力是 Bevacizumab 的 100 倍,这使 Aflibercept 即便在低浓度时也能有效阻断 VEGF,且作用时间持久,从而延长注射间隔,减少注药次数。Aflibercept 在 2011 年 11 月获 FDA 批准用于 wAMD,2012 年 9 月被批准用于 RVO 引起的黄斑水肿。2014 年被批准用于 DME,2015 年 2 月获欧盟委员会批准,用于 RVO 引起的黄斑水肿。2020 年 1 月 1 日开始,阿柏西普对于 50 岁以上的 wAMD、DME 的 2 个适应证被纳入医保。

(4) Conbercept(康柏西普,朗沐) Conbercept 是一类获得世界卫生组织(WHO)国际通用名称的中国生物制品。该药一类是基因工程抗体药物,与 Aflibercept 结构类似,但区别在于

Conbercept 包含了 VEGF 受体 Ig 样区域,这样的结构能提高与 VEGF 的亲和力,还可阻断 VEGF-A 所有亚型、VEGF-B 和胎盘生长因子,提高结合速率,延长药物在体内的半衰期,分子量 142 KD。自 2013 年年底经我国国家食品药品管理总局批准用于治疗 wAMD 后,Conbercept 也被用于 DME 和 RVO 引起的黄斑水肿,还有病理性近视引起的脉络膜新生血管的治疗等临床试验。2020 年 1 月 1 日开始,康柏西普对于 50 岁以上的 wAMD、DME、脉络膜 CNV 的 3 个适应证被纳入医保。

17. 对糖网病的治疗,我们应怎样掌握抗 VEGF 药物联合激光治疗的治疗时机?

答:糖网病的治疗非常个性化,常常因是否伴发黄斑水肿、是否伴发新生血管出血等情况,而在治疗方案之轻重缓急的选择上各不相同。在一些较为严重的病例,我们常常需要选择应用抗 VEGF 与激光的联合治疗方案,对此我们也有一些循证医学证据和原则需要掌握:

(1) 如前已述,如果出现重度 NPDR(即眼底 4 个象限出血,两个象限静脉串珠样改变,或者一个象限出现微血管异常)或者 PDR 时,全视网膜光凝是首选。当 NPDR 伴发影响视力的黄斑水肿时,抗 VEGF 药物就是一线选择,此时可选择抗 VEGF 联合激光治疗,作为防治重度黄斑水肿的重要辅助疗法。

(2) 对于高危 PDR(指出现大范围视盘新生血管,或者新生血管伴玻璃体出血),因情况危急,在全视网膜光凝前可以先行抗 VEGF 治疗,因为全视网膜光凝起效慢,在等待的过程中随时可能大量玻璃体出血甚至牵拉性视网膜脱离,因此,这时可以早

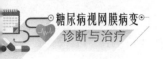

期先使用抗 VEGF 抑制住新生血管,为完成有效的全视网膜光凝创造机会,并等待 PRP 的起效。

(3) 有些需要全视网膜光凝的患者,常常可能因屈光介质浑浊或其他原因而无法立即打激光,这时可以先使用抗 VEGF,甚至重复几次,并尽快解决屈光介质混浊的问题,然后再逐次完成全视网膜光凝,之后则需要根据病情适时停止使用抗 VEGF。

18. 玻璃体腔抗 VEGF 注射治疗会有风险吗?有哪些可能风险?

答:玻璃体腔注射治疗(英文简称:IVT)已成为眼科疾病治疗中不可或缺的一部分,为多种眼内注射用药带来很好的临床效果,而且 FDA 批准的眼内注射药物也越来越多。虽然与 IVT 有关的严重不良反应发生率低,但确实仍有风险,而且甚至有可能造成永久性失明。因此,决定治疗前医生和患者之间都会需要做好告知和沟通,并严格掌握做好围手术期的管理策略,以达到降低风险提高收益的目的。

在玻璃体抗 VEGF 注射治疗的过程中,因各种病患特征,有可能遇到因病情不能控制而需要反复多次注射或更换不同种类的抗 VEGF 药物或改用其他治疗方法等情况的出现。目前进入临床使用的几种抗 VEGF 药物经循证医学证明都是较为安全的,但作为一次眼科手术和治疗,每一次的玻璃体腔注射仍可能面临以下这些和注射有关或无关的常见并发症,需要医患双方在术前做好彼此沟通、告知和理解:

(1) 结膜下出血;

(2) 角膜上皮损伤;

（3）眼内压一过性升高；

（4）医源性白内障；

（5）视网膜撕裂；

（6）无菌性眼内炎；

（7）玻璃体出血；

（8）孔源性视网膜脱离；

（9）眼内炎；

（10）心脑血管意外；

（11）与注射药物无关的不良事件等。

在以上这些并发症中,其中的眼内炎是特别需要引起重视和谨慎对待的。眼部手术后眼内炎症虽然发病率并不高,但造成的危害却可相当严重,如不及时治疗可导致视功能丧失、甚至眼球萎缩。在全球多项针对玻璃体抗 VEGF 治疗的临床研究中,约3 200 名患者、近29 000 次注射的统计发现,感染性眼内炎的发病率约0.05％,同时,那些在历经 5 年治疗和随访研究中,感染性眼内炎的发病率为 0.02％～0.09％。对于糖尿病患者,未控制的高血糖是眼内炎发生的高危因素,需要引起高度重视,必须做好围注射期的防护措施与管理。

19. 玻璃体腔抗 VEGF 注射治疗的围注射期有哪些注意要点？

答:现阶段,针对玻璃体腔抗 VEGF 注射,临床上参考应用的是 2016 年版的我国视网膜病玻璃体腔注药术质量控制标准,它是在分别结合了 2004 年版美国和 2009 年版英国皇家玻璃体内注射操作指南的基础上,并结合我国国内眼科行业现状,共同讨论并最终确定的标准。该标准中对实施手术的人员、注射环境、术前准备、术中消毒、术后注意等环境作了明确要求。

(1) 从医疗的角度,需要有相应资质和经过培训医师实施;注射环境与正规手术室大致相同的清洁程度和抢救设备等要求。术中消毒根据国际相关指南,应用聚维酮碘消毒液进行皮肤和结膜囊消毒。

(2) 从患者的角度,需要在医师的指导下做好相应的准备工作:

1) 术前准备:术前应使用抗感染药物1~3 d,每天3次或4次。针对有心脑血管异常等危及生命的相关情况和药物过敏史的患者,须做好相应疾病科室的随访和稳定工作。考虑到为糖尿病患者,血糖应做好严格管理和控制,一般要求为空腹8.0 mmol/L以下(具体尚需结合患者全身糖尿病和眼部情况进行综合考虑)。

2) 术后注意:保持眼部清洁并继续应用抗生素眼液,每天3~4次,共3天。术后须进行密切监测,并按照医嘱要求定时到医院进行检查。

20. 哪些糖尿病性黄斑水肿患者适合应用玻璃体腔糖皮质激素治疗?有哪些注意事项?

答:临床治疗中,尽管经过规范抗 VEGF 治疗后大部分DME 患者病情可以获得较好控制或不同程度的好转,但仍有一部分患者表现为复发性和迁延性 DME,这也是我们目前面临的棘手问题。随着对其病理生理机制的不断深入研究和认识,炎症在 DME 发生、发展中的关键角色也被越来越引起重视,因为炎症可增加血管通透性、促进新生血管生成、影响血管正常结构,破坏视网膜外屏障。目前临床上有地塞米松玻璃体内植入剂可以应用,作为一种缓释制剂,它能够快速消除黄斑水肿,同时延长眼内药物的作用时间,减少玻璃体给药的次数,且安全性良好。现今已有多个国际指南推荐地塞米松玻璃体内植入剂作为部分 DME 人群的一线治疗选择,比如:

(1) 人工晶状体眼或近期准备行白内障手术的患者;

(2) 玻璃体切除术后;

(3) 可及性差(依从性):注射后 6 个月无法随访;

(4) 严重黄斑水肿:CMT>500 μm;存在渗出性视网膜脱离、高反射灶、硬渗;慢性 DME;

(5) 心脑血管疾病史或高危风险:心梗/脑梗;

(6) 妊娠。

对于抗 VEGF 治疗效果不佳或无应答的 DME 患者,可考虑尽早转换为地塞米松玻璃体内植入剂治疗。

当然,作为一种难治性的慢性疾病,DME 在规范治疗的基础上,我们还应关注患者的全身情况管理,控制风险因素,详细了解病史以指导合理选择治疗方法;同时,需要对治疗后的定期跟踪随访也非常重视。研究也提示,注射后眼压升高的峰值平均在 6~8 周。且视力在治疗后 4 个月内显著提升,基于上述研究成果,地塞米松玻璃体内植入剂治疗 DME 后需要遵循一定的随访原则,一方面对视力和眼压进行密切监测,另一方面若有黄斑水肿反复,应及时对症处理。总之,DME 患者需通过规律的随访,以获得尽可能满意的视力预后。

为此,我国已正式发布《地塞米松玻璃体内植入剂治疗

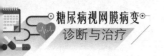

DME 的使用规范》,该规范结合了各国际指南与中国国情,明确了地塞米松玻璃体内植入剂一线治疗的适用人群、应答不佳 DME 的治疗策略,多角度、全方位、深层次地剖析了地塞米松玻璃体内植入剂在 DME 治疗中的临床应用,同时探索出了适用于我国的随访推荐,有助于指导、规范如何系统地管理 DME 患者,以望改善患者预后,提高患者生活质量,同时为医生提供了更全面的选择方案。

21. 为什么有些糖网病患者需要进行玻璃体手术治疗?

答:当糖网病发展到增殖期,其标志性病损是新生血管的出现,对于早期的增殖期糖网病可以应用全视网膜激光治疗予以控制病情,但对于严重的增殖期糖尿病视网膜病变,当合并玻璃体积血、牵拉性视网膜脱离等并发症时,玻璃体切除手术即是其最合适的治疗方案。我们首先来看一下增殖期糖网病时有哪些病理特点,以便于我们深入理解玻璃体手术的意义。当病情到达增殖期阶段时,眼内可出现以下这些病理改变:

(1) 新生血管和纤维组织增殖　　新生血管和纤维组织增殖是对广泛视网膜毛细血管闭锁引起缺氧缺血的反应,标志着糖尿病视网膜病变从非增殖期进入增殖期。新生血管生长大致有 3 个阶段:从最初的细小新生血管伴随极少的纤维组织;到新生血管逐渐变粗,范围增大,纤维成分增多;再到新生血管逐渐消退,留下纤维组织沿后玻璃体表面生长,形成相对无血管的膜。

(2) 不完全的玻璃体后脱离　　糖尿病视网膜病变眼内因玻璃体中葡萄糖增多、透明质酸减少、血管源性因子的出现、玻璃体积血、全视网膜光凝等都是促使玻璃体液化和后脱离的因素。

视网膜新生血管和纤维组织增殖沿后玻璃体表面生长,部分视盘部新生血管可沿退行的玻璃体动脉(又称 cloquet 管)长入玻璃体内,使得视网膜新生血管和玻璃体表层之间多处粘连,产生的玻璃体后脱离(PVD)具有发生早、进展缓慢、后脱离不完全的特点(图 34)。

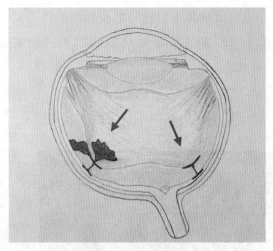

图 34

增殖期糖尿病视网膜病变。不完全的玻璃体后脱离视网膜新生血管和玻璃体表层之间,可发生多处粘连(红色箭头)。

(3) 视网膜牵拉 当纤维血管膜收缩合并不完全的玻璃体后脱离时,玻璃体和视网膜粘连部发生视网膜牵拉,牵拉径向或平行于视网膜(切线),或向前伸入玻璃体腔内。新生血管被牵拉可导致玻璃体积血,黄斑部视网膜牵拉可导致黄斑异位、视物变形。牵拉严重可发展为牵拉性视网膜脱离,甚至出现裂孔,形成混合性视网膜脱离。

因此,玻璃体切除手术的目的就是切除混浊的玻璃体,切断玻璃体内前后方向牵拉视网膜的纤维索条,并剥除引起玻璃体积血的视网膜前膜,以尽可能恢复视网膜本身的解剖状态,达到视功能的稳定和提升。

简而言之,临床上,针对增殖期进展性糖网病,需要进行玻璃体手术的主要适应证有以下这些:不吸收的玻璃体出血、增殖性 DR 纤维增生膜、视网膜前出血、视网膜被牵拉以及牵拉导致的视网膜脱离、牵拉孔源混合性视网膜脱离、玻璃体出血合并白内障、玻璃体出血合并虹膜新生血管等。

22.如何掌握玻璃体积血后进行玻璃体切除手术的合适时机?

答:对于玻璃体积血后选择进行玻璃体切除手术(图 35)的合适时机需要从以下几方面综合考虑:

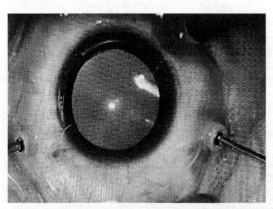
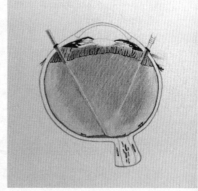

图 35　增殖性糖尿病视网膜病变的玻璃体切除手术示意图

左图为玻璃体切除术手术视野示意图;右图为手术模拟示意图:手术玻璃体手术器械通过套管进出眼内外,切除吸出玻璃体积血,并可将视网膜前出血通过笛针吸出眼外。

(1) 糖尿病类型　相比于 2 型糖尿病,1 型糖尿病患者其纤维血管增殖快,玻璃体黏稠,易形成牵引性视网膜脱落,发生玻璃体积血后更应尽快手术。

（2）是否接受过足量的全视网膜光凝　足量的全视网膜光凝可以有效降低玻璃体积血的发生率，而未进行过激光治疗或激光治疗量不足则更易于发生玻璃体积血。因此，已行全视网膜光凝可以比未行全视网膜光凝的患者等候时间长，未行全视网膜光凝者出血6～8周不吸收，即可行玻璃体切除术，当新生血管长入玻璃体腔应尽早手术。

（3）玻璃体的液化情况　当出血时间短、玻璃体液化差者，玻璃体积血不容易被切除干净，术后再出血的发生率会增加，因此，对于此类患者，可做好密切随访，等待玻璃体液化、发生玻璃体后脱离后再进行手术，有利于手术将积血清除干净。

（4）是否伴有严重的视网膜纤维血管增殖　解剖结构上，玻璃体皮质与视网膜的粘连在新生血管形成中占有重要意义，研究发现，当玻璃体切除术清除玻璃体皮质后，视盘和后极部新生血管则不再增殖，而对视盘新生血管不进行玻璃体切除，视力丧失的发生率则较高。临床上，当B超、OCT等影像检查发现玻璃体积血伴有纤维增殖征象时，也应考虑及时进行玻璃体切除术，有利于术中剥除纤维血管增殖膜。

（5）是否伴有虹膜新生血管　虹膜新生血管是因视网膜病变发生严重缺血状态而诱发新生血管长入前部葡萄膜（即虹膜），如果不及时阻断缺血缺氧的状态，则很难阻止随之而来的新生血管性青光眼的形成。因此，当发现玻璃体积血合并虹膜新生血管时，预示患者视网膜的严重缺氧程度，需要抓紧时机进行玻璃体切除术，目的是一方面清除浑浊的屈光间质（玻璃体积

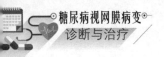

血),另一方面得以完成术中全视网膜光凝治疗。当糖尿病视网膜病变合并玻璃体积血和(或)牵拉视网膜脱离时,又出现虹膜新生血管,如果不抓紧时间治疗,视力预后常常较差。临床上,抗VEGF类药物能够迅速使虹膜的新生血管收缩,减少出血并能部分缓解升高的眼压,虽然这种抑制是暂时的,但对于玻璃体切除术的围手术期应用则有助于提高手术成功率。

23. 抗VEGF治疗联合玻璃体切除术有哪些作用和价值?需要注意哪些要点?

答:引起增殖性糖尿病性视网膜病变(PDR)严重视力损伤的主要原因是玻璃体积血、视网膜前纤维增殖膜及牵拉性视网膜脱离(TRD)。而玻璃体切除术是清除玻璃体积血、视网膜前增殖膜及解除视网膜牵拉的主要方法。但是当术中剥除视网膜前膜时,出血及医源性视网膜裂孔也会常常伴随。部分严重PDR患者玻璃体因出血量大,手术中视野差,导致手术风险及手术后并发症的发生率增加。此外,由于视网膜新生血管的管壁结构不完整,因此极易导致再次出血,且长期缺血、缺氧可能引发新生血管性青光眼(NVG),造成视力的不可逆损伤。现已证实PDR患者眼内血管内皮生长因子(VEGF)水平显著升高,玻璃体腔注射抗VEGF药物能促使PDR患眼的新生血管回退,减少视网膜新生血管渗漏,还可以降低患者黄斑中心凹视网膜厚度,有利于CI-DME的恢复,并提高最佳矫正视力(BCVA)。目前有关玻璃体切除术的围手术期研究结果显示,术前玻璃体腔注射抗VEGF药物联合玻璃体切割术治疗难治性PDR能够显著减少术中出血,降低眼内电凝使用频率,缩短平均手术时间,也可使手术难度在一定程度上下降。而在术后预后方面,也显示出其优势,比如术后玻璃体积血吸收时间、再次玻璃体出血发生率均显著降低,术后 BCVA 明显提高,手术并发症,如眼压升高、NVG 的发生率均减少。

当然,对于有些增殖较为严重的病例,在单纯应用抗 VEGF 治疗 PDR 后,也可因新生血管快速消退而使纤维化进一步加重;VEGF 水平突然下降还会引起后部玻璃体收缩,甚至会发生牵引性视网膜脱离(TRD)和玻璃体出血(VH)等严重并发症。尤其对于术前已经有视网膜环形纤维增殖膜形成以及术前未进行过全视网膜光凝(PRP)的患者,可能会显著增加 TRD 加重的风险。研究也发现,当选择合适的抗 VEGF 治疗和玻璃体切除术的间隔时间,则能弥补各自的不足,从而充分地利用两者的优势。有数据显示,玻璃体腔抗 VEGF 注射后 10 d 是血管增生成分显著降低而血管收缩成分尚无明显作用的转折点;也有学者认为抗 VEGF 注射的最佳时机是玻璃体切除术前 3~7 d,注药与手术时间间隔过短或过长都有各自风险。因此,根据患者病情程度把握合适的手术时机对术前应用抗 VEGF 治疗联合玻璃体切除术具有重大意义。

24. 为什么对糖尿病视网膜病变所致的玻璃体积血应该及时就诊治疗?

答:我们已知道,糖网病的发生、发展是一个长期、慢性进展的过程,早期阶段视网膜血管壁受损,如果得不到及时有效的治疗,最终可导致纤维血管增殖牵引视网膜脱离而致盲。针对 DR,目前暂无治愈之法,但做到早诊断、早治疗可为患者争取到

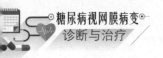
尽可能多的视力提升和复明机会。然而,临床上,常常遇到已达到玻璃体积血的糖网病患者,仍因缺乏相关疾病科普知识、心存侥幸、拖延、等待,而使积血反复发生、病情逐渐加重而丧失最佳治疗时机。因此,对于患者来说,一旦发现视力突然下降或即使下降后又有好转时,都应做到及时就医,以给临床诊断和治疗提供一个时间窗,及时采取有效措施控制和疗愈病情。

25. 为什么说第一次玻璃体积血是特别需要珍惜的治疗时机?

答:玻璃体积血的出现是眼视网膜新生血管形成且活跃的标志。因此,对糖尿病患者来说,第一次玻璃体积血是特别需要珍惜的治疗时机,原因主要有两方面:

(1) 对于初次出血有吸收机会者(对于伴有 CI-DME 者常常可联合应用抗 VEGF 注射治疗,在治疗的同时,部分玻璃体积血也会得到明显吸收),可及时进行全视网膜光凝,改善其严重的缺血、缺氧状态。

(2) 对于严重不能吸收的玻璃体积血,则可以及时完成玻璃体切除术(可根据具体情况选择围手术期的抗 VEGF 应用),并在术中完成足量的全视网膜光凝,起到控制病情,提升视功能的目的(图 33)。因此,重视对第一次玻璃体出血治疗时机的把握,是对患者今后视功能维护的重要环节。

26. 玻璃体切除手术前要做哪些评估和准备?

答:玻璃体切除术前需要对全身和眼部情况都做好评估:

(1) 全身情况评估

1) 血糖控制情况:糖尿病患者术中因应急状况下,内分泌方面对抗调节激素的分泌可能增加,胰岛素分泌下降,胰岛素作用下降,血糖可能会表现升高,如果血糖升高到22.2 mmol/L(400 mg/dl)会引发酮体形成和酮中毒。因此,糖尿病患者手术前需要请内分泌科或内科医生判断用药的状况并进行调整。血糖应尽可能控制在正常范围,对严重糖尿病患者,血糖也应控制在6.2~8.2 mmol/L。

2)术前需检查心、肺、肾功能,了解有无糖尿病全身并发症。其中心血管疾病控制方面:糖尿病患者围术期有可能发生心肌缺血和心肌梗死,若合并高血压和心血管疾病要请心血管科医生给予相应的处理;肾功能的控制方面:需警惕氮质血症(血肌酐<133 μmol/L为肾功能代偿期,血肌酐133~221 μmol/L为氮质血症期),而高钾血症和低钠血症常发生于有轻到中度肾功能衰竭的患者,对于晚期肾功能衰竭患者,其机体内环境稳定性比较差,常出现贫血、水电解质紊乱、酸碱平衡失调,而且手术应激会加重内环境紊乱从而给机体带来风险,因此,患者一旦决定玻璃体手术,围手术期需要同内科特别是肾内科医师做好及时的沟通与协调,将血压、血糖和内环境控制平稳,并且需要安排好相应的透析条件。

(2)眼部情况评估

1)了解病史与发病情况:对糖尿病患者术前需要了解其术前视力下降的时间、视力丧失的时间、有无视物变形等情况,这些将有益于判断术后视力。

2)术前需要对眼部情况做好检查,包括视力、眼压、前房角、晶状体、虹膜、玻璃体和视网膜等。对于视功能差、玻璃体积血

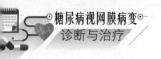

相对较少者,如视力仅存光感,光投射不完全者,须警惕有否合并视网膜中央动脉栓塞,因为这样的患者术后常常会得不到视力改善;在虹膜和房角的检查中需要注意有无新生血管,以对眼部缺血情况有更进一步了解;对于玻璃体混浊或晶状体混浊者,需要进行 B 型超声波检查,以观察纤维血管膜在眼部的大体位置,这可对术中可能需要面对的增殖膜剥除情况进行预估;对屈光间质混浊者也可用视网膜电图检查来判断视功能情况;通过角膜内皮细胞的检查,以了解角膜内皮的健康情况和手术耐受程度;对于玻璃体能见度略佳者也可术前进行视网膜荧光血管造影,以对视网膜新生血管范围有大体了解。

27. 因糖尿病视网膜病变已经"视力低下"(原因分析),是否还值得治疗呢?

答:随着糖尿病患者自然病程的发展,可能因其血糖、血压、血脂等全身情况控制的程度不同或由于家族遗传等因素而产生很大的个体差异。同样的糖尿病致病年限,但糖网病的程度可以出现很大差异。患者病情可能存在于从非增殖期到增殖期及其各个阶段,但许多糖尿病患者由于认知程度不同和缺乏相关医学知识,常常拖延到视力严重下降、达到病情非常严重阶段才就诊,此时,也有不少患者出现自暴自弃而想放弃诊治的念头。但从临床医学治疗价值的角度,面对不同程度的低下视力,任何时候应该做的就是及时就诊,请眼底科医生做好疾病评估,对不同阶段的糖网病分别采用不同对症的治疗方案,将视力损伤降低到最低限度,以尽可能挽回视功能,保存有用的日常生活视力。到达视力低下时,往往是非常严重的增殖期糖尿病视网膜

病变阶段,根据被拖延的程度不同,一般来说,会有以下这些可能情况:

(1) 仅单纯的玻璃体积血　此时虽然增殖情况已经非常严重,很多患者的视力已下降至盲,但距离玻璃体出血的时间可能还相对不长,增殖膜还未明显长入玻璃体,这一阶段若得到及时有效的玻璃体切除术,有望及时清理积血,术中完成全视网膜激光,并根据病情进行围手术期的抗 VEGF 药物注射治疗,常常能将病情稳定并使视功能提升。

(2) 已出现牵引性视网膜脱离　这类患者常常因以往多次玻璃体出血一再拖延而未得到及时有效救治,且血糖等全身指标控制不佳。此时虽然可因手术较为疑难、术后视功能恢复可能有限,但可通过及时地清除积血和增殖膜,进行术中全视网膜光凝,并按需求注入硅油进行眼球内填充,以尽可能做到视网膜解剖复位,达到稳定、保存和修复视功能的目标。

(3) 已达到新生血管性青光眼阶段　由于严重的视网膜缺血缺氧较长期未得到有效解决和治疗,新生血管从视网膜长入前房角,造成房角继发性关闭直至发生继发性青光眼,此类青光眼也被称为难治性青光眼,顾名思义,此时糖网病病情已相当危重,患者可能视力已相当低下,并伴有难以控制的眼压升高,主觉流泪眼痛等症状。对这一阶段的治疗,视具体情况,一方面可通过玻璃体腔抗 VEGF 药物注射控制缺血缺氧的程度,为手术或激光争取时间;另一方面,也可进行青光眼阀门植入来稳定眼压,改善青光眼症状。

总之,现代医疗条件下,任何程度和原因的"视力低下"都可

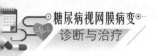

以也需要得到救治。对患者来说,配合医生做好及时随诊,建立救治疾病的信心,积极面对有效治疗方案,对所处不同严重程度的视功能修复都是非常重要和有帮助的。

28. 糖尿病黄斑水肿也可以应用玻璃体切除术治疗吗?

答:当今,在糖尿病黄斑水肿的治疗方面,多项临床治疗指南均已显示抗 VEGF 眼内药物注射治疗对累及黄斑中心凹水肿的有效性。但临床实践中,总有一部分患者存在对药物治疗无效的难治性黄斑水肿,而在其 OCT 检查中常常显示视网膜表面反射增强并有可疑玻璃体皮层增厚,或者有确切的前膜存在(图36),伴有此种情况可以考虑应用玻璃体切除手术,以清除前膜或粘连过紧的玻璃体皮层。

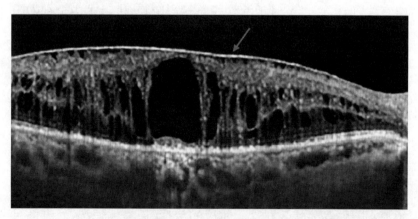

图 36　糖尿病黄斑水肿伴黄斑前膜形成(红色箭头)

临床上,对于 DME 患者,黄斑前膜和玻璃体黄斑牵引导致的黄斑水肿应考虑玻璃体切除术,无牵引的持续不吸收的黄斑水肿也可以考虑玻璃体切除术,但要考虑视力下降的风险。至于玻璃体手术治疗黄斑水肿的效果，一份由糖尿病视网膜病变临床网络(DRCR.net)组织的50个单位参与的前瞻性队列研究显示：玻璃体手术后视力提升、黄斑厚度减少者占约38%，同时也有13%～31%患者术后视力下降。由于该手术步骤多、个体差异大，因此也具有一定的风险，玻璃体切除术一般不作为黄斑水肿的首选治疗方法，但可以作为顽固性黄斑水肿患者的备选方案。

糖尿病视网膜病变日常管理和预防

1. 为什么说关注糖尿病的视力问题意义重大？

答:本书到此我们已对糖尿病视网膜病变从发病机制到诊断治疗等各方面有了总体了解,虽然不是每一个糖尿病患者都一定会发生糖尿病视网膜病变,但值得提醒的是糖尿病本质是一位"甜蜜的视力杀手",随着病程的延长,视网膜病变就会在不知不觉中逐步地发生、发展,病程在 15 年以上的患者约 60％会有可能发生糖尿病视网膜病变,血糖控制不良者发病更早、患病率更高,因此导致失明的危险将比正常人大大增加。

糖尿病患者在对糖尿病各项并发症的关注度方面,一项全球范围内针对成人糖尿病患者进行的调研结果显示,视力下降是糖友们最担心的并发症,约一半的糖尿病患者对其视力下降最为担心(图 37),其次是对心脏、肾脏、循环系统病变、足/腿部病变及其他的担忧。眼睛是心灵的窗户,但下降的视力也可以是心理压力的源头(图 38)。

而从糖尿病视网膜病变的治疗效果和意义方面来说,每一行的视力获益对于患者来说都是非常有临床价值的。因为视力的改善对于患者而言即意味着改善其生活能力,每一行的视力提升都将有利于患者增加诸如看报阅读、夜间及特殊条件下驾驶的生活能力(图 39)。

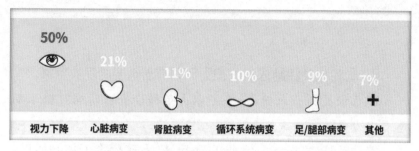

图 37　令糖尿病患者担心的并发症排序图

一项全球范围内针对成人糖尿病患者进行的调研结果显示,视力下降是糖友们最担心的并发症,约一半的糖尿病患者对其视力下降最为担心,其次是对心血管系统、肾脏、足/腿部病变及其他的担忧。

图 38　视力对人们心理状态的影响

眼睛是心灵的窗户,下降的视力常常是心理压力的源头。

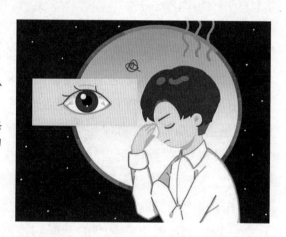

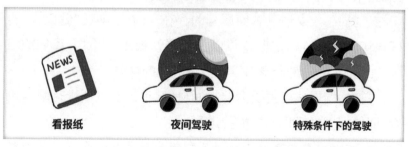

图 39　良好的视力对人们生活出行的意义

视力的改善对于糖尿病患者而言即意味着改善其生活能力,每一行的视力提升都将有利于患者增加诸如看报阅读、夜间及特殊条件下驾驶的生活能力。

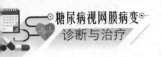

因此,我们关注糖尿病的视力问题有着重要的现实意义。

2. 已经控制了血糖,还要定期去眼科检查眼睛吗？糖尿病患者视力好也需要筛查吗？

答:糖尿病的患者常常有的疑问是,为何我除了控制血糖,还要定期去眼科检查眼睛呢？那是因为,糖尿病除了引起心、脑、肾等全身多脏器损害,也可引起多种眼病,例如:糖尿病性视网膜病变、白内障、新生血管性青光眼、视神经病变、葡萄膜炎、眼肌麻痹复视等。

由于糖尿病视网膜病变是一个慢性的进展性疾病,当糖尿病患者在出现视力下降之前常常已经有眼底的改变,随着病情进展出现视物模糊或视物变形、甚至失明。但也特别需要提醒的是:患者早期可以没有任何症状,当进展到严重的程度之前视力可以没有变化,而等到自觉视力模糊时往往已经丧失治疗良机。而临床上,也常常遇到有些患者从未诊断过糖尿病,而是眼睛先出现视物模糊的症状,到眼科检查时医生发现患者眼底有出血、微动脉瘤、渗出等典型的糖尿病视网膜病变表现,经进一步检查血糖,才发现已有糖尿病的存在。因此,即使"健康人"也应该在一定年龄后定期查体以避免漏诊糖尿病,因为我们的眼睛(尤其是眼底)是全身血管唯一被可视的窗口。

总之,糖尿病患者既需要控制血糖,也需要定期进行眼科筛查,即使视力尚好也同样需要进行。

3. 何时需要眼底筛查？对各型糖尿病筛查时间要求是怎样的呢？

答:对于糖尿病眼底视网膜筛查,不同类型糖尿病因发病原

因、时间和程度不同,因而其筛查开始时间也有各自要求:

(1) 1型糖尿病(T1DM) 以青春期(12岁开始)被诊断为时间分界线者,青春期前诊断的1型糖尿病(T1DM)患者在青春期后开始检查眼底。青春期后诊断的T1DM患者建议在病程5年内必须进行第1次糖尿病性视网膜病变(DR)筛查。T1DM患者开始筛查DR后建议至少每年复查1次。

(2) 2型糖尿病(T2DM)患者应在诊断后尽快进行首次全面眼科检查。

(3) 糖尿病合并妊娠,要求:

1) 妊娠或第1次产检时筛查;

2) 妊娠后每3个月时筛查;

3) 产后1年时筛查。

4. **糖尿病视网膜病变的筛查目标是什么?**

答:对糖网病的早期诊断、早期治疗可显著降低失明的风险,部分糖网病或糖尿病性黄斑水肿(DME)患者可以无症状,因此,开展糖网病的筛查并做好及时管理,其目标就是预防糖尿病性眼盲,为使糖网病和黄斑水肿得到及时发现和有效救治争取时间。

5. **糖尿病视网膜病变的筛查是怎样进行的?**

答:对糖网病的筛查工作主要包括:

(1) 初筛 根据不同类型糖尿病的时间进行眼科筛查;

(2) 根据筛查结果应用国际国内标准进行严重性分级(DR/DME分级);

(3) 根据级别标准确立下一步的随访时间;

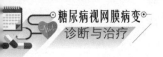

（4）根据级别标准按需进行转诊治疗。

具体详见糖尿病视网膜病变的筛查和转诊流程图(图40)。

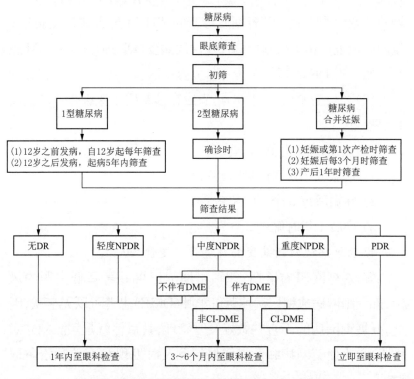

图40　糖尿病视网膜病变的筛查和转诊流程图

注:DR为糖尿病性视网膜病变;NPDR为非增生型糖尿病视网膜病变;PDR为增生型糖尿病视网膜病变;DME为糖尿病性黄斑水肿;CIDME为累及中心凹的糖尿病性黄斑水肿

6.为什么说我们对糖尿病视网膜病变危害的认识还有待加强?

答:糖尿病视网膜病变作为成人致盲及视力损伤的主要原

因,是随着糖尿病病程的加长或控制不佳的血糖或有家族性糖尿病者而逐渐变得程度更重的,部分患者常因心存侥幸或缺乏相关的健康科普知识,而使病情延误而失明。现实生活中,许多糖尿病病人从来不做眼科检查,直到视力下降才意识到,或未按眼科专业筛查流程进行,直到视力明显下降才被发现。而糖尿病视网膜病变在当今医疗设备和治疗手段和条件下是一类可防可治的眼底疾病,关键是需要早发现、早治疗才能有效控制病情进展。

因此,对于患病率高且危害严重的糖网病,筛防工作是极为重要的,早筛早防可延缓糖网病的发生发展;对严重糖网病患者,也可通过内科与眼科的深度合作,以科学的规范处理,降低失明率,提高患者生活质量。现阶段,建立一种适合我国国情的糖网病的筛查和分级诊疗模式已是一项重要的防盲任务。

7. 为什么要在社区开展糖尿病视网膜病变的筛查?

答:首先,糖尿病及其眼部并发症(糖尿病视网膜病变)在我国患病率相当高。据 2019 年国际糖尿病联盟(IDF)统计,全球糖尿病患病人数已经达到 4.63 亿人。中国糖尿病患者人数排名第一,已经成为世界上糖尿病患者数量最多的国家,约为 1.164 亿人,约占全球糖尿病患者的 1/4。糖尿病已经成为巨大且不断加重的全球问题,将给社会带来越来越沉重的负担。

糖尿病视网膜病变(DR)是糖尿病常见的慢性微血管并发症,可导致不可逆的视力损伤和盲,一直是发达国家工作年龄人群最重要的致盲原因。近年来,上海、北京、山东、山西、广州等省、市陆续开展了以社区人群为基础的 DR 流行病学研究,结果

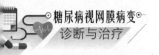
显示,我国视网膜病变在糖尿病患者人群中的患病率相当高,已经达到 24.7%～37.5%。1990～2010 年全球失明原因分析指出 DR 是第五位可预防性失明的最常见原因,也是第五位严重损害视力的最常见原因。如果不加以防控,我们将面临 DR 患病率与致盲率逐年增高的双重挑战。

其次,糖尿病视网膜病变发病隐匿,极易被忽视,导致人群高致盲率。发病早期可见视网膜微血管瘤、视网膜出血和视网膜增厚(水肿),不损伤或轻微损伤视力,但是患者难以自觉;随着病程进展,可发展为视网膜血管闭塞、视乳头或视网膜其他部位的新生血管,以及病理性增殖引起视网膜脱离、玻璃体出血等,最终发生严重而预后很差的视力损伤甚至盲。DR 导致的盲属于"难治性盲",一旦发生中度以上视力损伤,或者病变进入晚期,即使通过手术治疗,视力预后也很差。但是如果能够早期发现 DR,抓住治疗关键期,及时采取视网膜激光光凝术治疗,即可有效控制病情发展,降低严重视力损伤危险。DR 防治关键在于早期筛查,糖尿病一旦就诊,即要进行 DR 筛查和定期随访,同时要从饮食、运动、药物治疗各方面着手管控。

最后,社区卫生服务最贴近居民。我国各省市均具备较为完善的社区卫生服务体系,能够为社区居民提供与经济社会发展水平相适应的各类卫生服务和健康管理服务。社区卫生服务强调预防为主、防治结合。在社区开展 DR 筛查与管理服务,能够在社区所及范围内,组织尽可能多的糖尿病患者,通过使用最简单、易操作、无创伤、针对性强的检查设备来实施开展 DR 定期筛查,并且可以与其他慢性疾病相结合,开展以人为中心的综合健康管理,包括各种形式的 DR 防治健康教育,将 DR 防治理念渗透到社区、家庭和个人。

8. 对糖尿病视网膜病变进行筛查的工具有哪些?

答:眼睛是人体唯一可以无损伤地观测微血管的器官。眼底视网膜具有终末血管系统的特点,最微细的血管直径为 $3.5 \sim 6 \mu m$。人体许多疾病可以通过眼底视网膜上病理性变化来反馈,如糖尿病、高血压、肾病、心脏病等。糖尿病视网膜病变(DR)是糖尿病最常见的微血管并发症之一,是慢性进行性糖尿病导致的视网膜微血管渗漏和阻塞,从而引起一系列特征性眼底病变,如视网膜微动脉瘤、硬性渗出、出血斑、棉绒斑、视网膜静脉改变、新生血管、视网膜前出血及玻璃体出血改变等。要清晰地观测到眼底视网膜上发生的这些病理性变化,眼科医生常常需要借助检查工作。

免散瞳眼底数码照相机是目前最常用的眼底检查仪器。眼底数码照相无须散瞳,快捷,图像客观,当时出结果,患者无痛苦,易接受,费用低,可重复操作,图像可储存,保存后的图像可做动态变化比较和治疗前后比较。所以近年来,眼底数码照相已经成为 DR 早期筛查和研究的重要工具,被广泛应用于社区、体检机构 DR 筛查和诊断。

眼底荧光造影检查被公认是 DR 诊断的"金标准"。受检者需要通过静脉注射造影剂,根据血液循环 5 ~ 10 分钟流经眼球。通过这种方法可以看到眼底的血液供应情况。对于诊断眼底出血、无灌注区有没有新生血管,以及肿瘤占位等,具有独特的诊断价值。对于眼底的疾病,尤其是血管性疾病,比如中央动脉阻

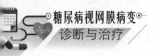
塞、中央静脉阻塞、眼底的黄斑出血,以及血管瘤等,可以起到确诊的作用。DR 最早出现的是微动脉瘤、毛细血管扩张,在血液循环中注造影剂能清晰地显示出动态视网膜循环和细微的血管结构,通过观察其循环及渗漏情况,可以发现血管功能及结构上的改变,获知病变部位及程度,而这些细微的早期动态变化用眼底照相机是观察不到的,它只能显示静态情况。眼底荧光造影虽然检查效果优于眼底相机,但是操作烦琐,花费较大,部分患者可能出现造影剂过敏现象,因而只用于眼科临床,不作为 DR 大规模筛查的方法。

9. 糖尿病视网膜病变的防治管理模式有哪些?(举例说明)

答:在社区糖尿病人群中积极推行早期 DR 筛查服务,构建医防融合、综合施策的慢性病服务模式能够有效控制 DR 患病率,降低 DR 致盲率。社区卫生服务中心能够为社区居民提供有效、经济、方便、综合、连续的综合健康管理服务。我国部分地区(如上海)已经依托社区卫生服务中心实施开展糖尿病患者 DR 筛查和动态管理。

(1) 建立眼健康档案与动态管理 社区卫生服务中心为糖尿病患者建立眼健康档案,定期开展视力、屈光、眼底筛查,并根据结果制订个性化随访计划,实现动态的健康管理及健康教育。糖尿病患者的眼健康档案内容主要包括患者的基本信息、全身疾病情况、病史、家族史、视力情况、屈光情况、眼底照片、筛查结果、社区动态管理信息。随着互联网技术的普及,信息流数据可涵盖糖尿病患者眼健康档案信息,以及转诊信息、医疗机构复诊和治疗信息,社区和医疗机构之间信息互通共享。

（2）家庭医生管理　家庭医生作为社区居民健康的"守门人"，在 DR 筛查与健康管理中发挥重要作用。家庭医生每年安排签约居民中糖尿病患者到社区卫生服务中心或站点进行眼健康筛查，根据眼健康筛查结果进行分类管理。其中，将筛查结果为"无明显 DR 或不严重的视网膜病变（轻度和中度非增生性糖尿病视网膜病变）且不合并糖尿病黄斑水肿者"列为一般管理对象，开展糖尿病健康管理，要求一年进行一次眼健康随访；将筛查结果为"不严重的视网膜病变（轻度和中度非增生性糖尿病视网膜病变）合并糖尿病黄斑水肿、严重的视网膜病变（重度非增生性糖尿病视网膜病变及增生性糖尿病视网膜病变），以及其他眼病（如白内障、高血压视网膜病变、视神经病变等），且小孔或矫正视力＜4.5 或视力突然下降（排除屈光不正可能）者"列为重点管理对象，指导和督促其尽快到上级定点医疗机构眼科确诊治疗，或在社区门诊帮助其预约至上级医院就诊。当这部分患者在上级定点医院确诊治疗后，信息被返回至家庭医生处，由家庭医生负责后续健康管理，融合"社区—区—市"分级诊疗的全程闭环式眼健康动态管理实现了 DR 早期筛查和安全有效的治疗。

（3）健康教育与自我管理　对糖尿病患者实施开展健康教育是社区 DR 管理的重要手段。目的在于提高糖尿病患者对 DR 的认知，了解其危害，自觉控制影响糖尿病和 DR 病情的各种因素，改变不良的生活行为习惯；提高社区 DR 筛查的依从性。随着手机软件（APP）的兴起，眼健康管理 APP 能有效帮助社区居民开展 DR 眼健康自主管理。社区居民可以在手机端查看眼

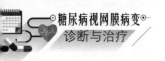

健康档案、筛查报告、眼病诊疗信息,及时了解自身眼健康状况;查找和阅览眼健康科普资讯,掌握更多爱眼护眼使用方法;还可以通过 APP 进行在线健康咨询和预约挂号。

除了上述社区管理模式,许多医疗机构在积极探索实践的糖尿病患者健康管理模式已经把 DR 作为重要的内容列入其中共同开展。

比如,糖尿病共同照护模式,通过多学科的整合管理,以患者为中心和团队分工合作,将糖尿病患者的管理从院内延伸至院外,保证了各项干预的及时性。这个多学科团队除了内分泌医生、营养师、护理教育师、运动指导师、线上照护师、肾内科医师、心内科医师外,还包括了眼科医师。

又如医院管理模式,针对住院糖尿病患者,通过体检了解患者健康状况,筛查眼部等并发症,开展病房健康教育,促使其掌握疾病知识和自我管理技能,培养合理用药,改正不良生活方式。

无论哪一种健康管理模式,糖尿病患者 DR 管理必须以人的健康为中心,贯彻三级预防的理念,同时需要社区、医院、居民的共同参与,全方位努力。

10. 远程阅片在糖尿病视网膜病变的筛查中是如何应用的?

答:社区定期开展糖尿病患者 DR 筛查并进行合理治疗,能有效降低 DR 带来的视觉损伤患病率。但是目前中国眼科医生尤其是眼底病专业医生人数少,且主要分布在二级和三级医疗机构,大部分社区缺乏眼科专业技术人员,无法独立完成眼底照片的阅片诊断。近年来,随着计算机和互联网技术的发展,远程阅片被广泛应用于社区 DR 筛查,有效缓解了上述问题。

远程筛查系统一般由社区卫生服务中心、传输网络和远程阅片中心组成。社区卫生服务中心应配备必要的筛查工具和网络系统,包括远视力灯箱、电脑验光仪、免散瞳眼底照相机、与互联网链接的计算机、与云平台连接的图像采集和上传系统、图像质控系统以及远程阅片系统。由社区卫生服务中心经过培训的全科医师或者家庭医师负责糖尿病患者眼健康筛查,包括视力、屈光和眼底拍片检查。采集的视力、屈光以及眼底照片图像信息通过互联网时时上传至上级定点医疗机构眼科,由眼科医生进行远程诊断。每家定点医疗机构眼科组建远程阅片中心,安排数名训练有素的眼科医生负责远程诊断工作。他们使用远程诊断软件对社区上传眼健康筛查信息进行诊断,并给予相应的健康建议。远程阅片报告应包括患者资料及图像质量情况评估、是否存在 DR、DR 严重程度(即分期)、是否需要转诊至上级医疗机构眼科进一步诊治。为保证远程诊断质量,远程阅片中心会安排眼科专家定期进行抽样复核。诊断信息通过互联网反馈至社区后,社区家庭医生即可针对性地开展随访与健康管理工作。经研究证实,DR 远程阅片的准确率达到 90% 以上。DR 筛查远程阅片的工作模式可以提高筛查效率,提高糖尿病患者参与定期筛查的依从性,降低筛查成本。

11. AI 辅助糖尿病视网膜病变的筛查是如何进行的?

答:对糖尿病患者而言,早期发现糖尿病视网膜病变是重要的视觉健康管理内容。国内外关于糖尿病患者的健康管理指南均建议,糖尿病患者应定期接受眼病筛查。DR 筛查主要通过眼

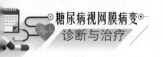

底照相和医生阅片诊断的方式进行,但我国存在严重的眼科医生短缺问题。在前述提到的 DR 筛查远程阅片工作模式能够有效解决社区眼科专业医生短缺的问题,提高社区 DR 筛查效率,但是随着筛查规模的扩大,远程阅片工作量日益剧增;而且远程阅片耗时较长、依赖于医师的经验值,主观性强,缺乏量化手段。随着数字化信息技术的发展,人工智能(AI)图像自动识别与分析技术在 DR 筛查和健康管理中开始发挥重要作用。目前已经有多款 DR 筛查视网膜图片自动化分析软件通过国家 FDA 认证应用于社区 DR 筛查服务。

那么,AI 是如何开展工作的呢?基于深度学习的思想,DR 的诊断方法从传统的人工诊断转变成为计算机自动分类诊断。计算机采用深度学习算法,对海量(通常是数万甚至数十万张)经过眼科医生严格诊断和标定的眼底图片数据进行学习,最终训练出准确的人工智能辅助 DR 诊断模型,达到具有眼科医生一样对眼底照片进行诊断的能力。在基层社区卫生服务中心或体检中心的筛查现场,工作人员使用免散瞳眼底照相机为糖尿病患者拍摄眼底照片。一般每只眼睛拍摄 2 张不同拍摄视野的眼底照片,其中以眼底视乳头颞侧为中心 1 张,以黄斑中心凹为中心 1 张。拍摄完成后,这些照片将经过图像质量控制、数据信息脱敏等步骤,通过互联网被传输到已经训练好的人工智能辅助 DR 诊断模型中进行处理。最后,计算机会在每张照片上自动标定出疑似视网膜病灶,并输出筛查结果、健康指导建议。整个筛查过程在几分钟内即可完成,并且筛查过程无创、无辐射、无明显不适。

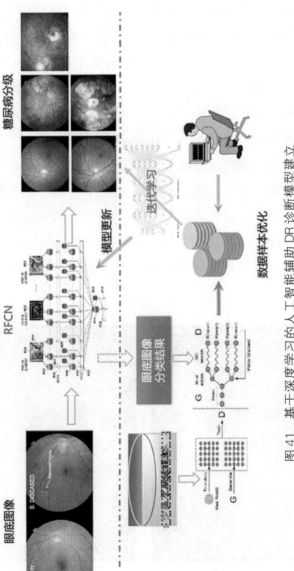

图 41　基于深度学习的人工智能辅助 DR 诊断模型建立

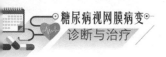
AI在DR影像数据分析中的应用主要包括图像质控、诊断分级、病灶标定和疾病预测4个方面(图41)。图像质控主要用于鉴别分析是否属于视网膜图像、眼别及拍摄眼位判断，以及图像清晰度判别；诊断分级主要用于DR的自动诊断、筛查和分级。病灶标定是为满足定量测量的需求在指定的眼底影像上发现并标记病变的形态和形状，主要用于对特征性生物学结构，如出血点、渗出、出血、血管瘤、视杯比、血管直径等进行自动定量测量(图42)。疾病预测是通过对不同时间拍摄的眼底图像进行对比定量分析，根据病灶动态变化情况对疾病结局及未来转归进行预判，是AI发展的更高阶段。目前大多数的AI产品能够进行诊断分类及病灶标定，疾病预测已经处于当下的研究热点。

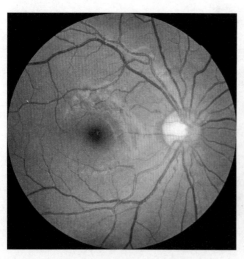

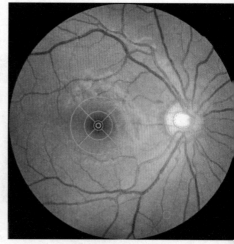

原图   AI病灶标定

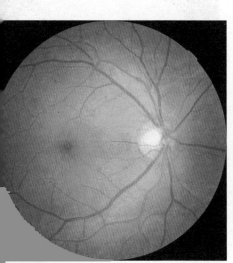

原图 　　　　　　　　　　　AI病灶标定

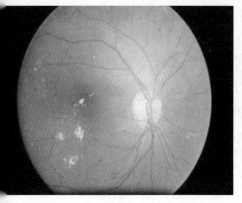

原图 　　　　　　　　　　　AI病灶标定

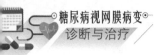
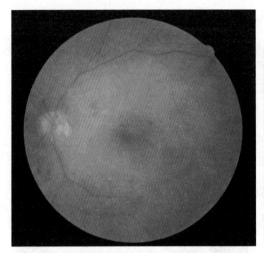
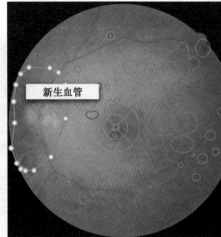

新生血管

原图   AI病灶标定

图 42

应用 AI 技术对 DR 进行病灶标定 病灶标定主要用于对特征性生物学结构,如出血点、渗出、出血、血管瘤、视杯比、血管直径等进行自动定量与测量。

12. AI 对糖尿病视网膜病筛查的准确性如何?

答:2018 年 4 月,美国 FDA 批准了全球首个用于糖尿病视网膜病变筛查的人工智能医疗设备(iDx-DR)。目前,我国也已经批准了若干个人工智能辅助 DR 筛查的产品。根据既往研究报告,Abramoff 等研制的筛查算法灵敏度(即通过 AI 能正确检测出 DR 及分期的能力)为 87%～97%,特异度(即通过 AI 能正确判定不是 DR 及分期的能力)为 59%～98%;Ting 等研制的算法灵敏度为 91%～100%,特异度为 91%～92%;Gargeya 和 Leng 研制的算法灵敏度为 94%,特异度为 98%;Feng Li 等研制的算法灵敏度为 92.5%,特异度为 96.1%。所有这些例子表明,当前人工智能辅助 DR 筛查算法的准确性已经达到了比较高的水平。吴丰玉等通过对比糖尿病患者眼底照相人工与人工智能分析结果,发现人工分析与人工智能分析对糖尿病患者眼底照相眼底病变判别呈中等一致性,人工智能判读符合度达 87.8%。所以,人工智能辅助 DR 筛查作为对眼科医生的支持具有巨大的潜力,可能有助于减少晚期和成本高昂的疾病阶段的流行,并有可能大规模地开创数字医学应用。

13. 社区如何应用 AI 为糖尿病患者开展糖网病筛查?

答:DR 早期阶段通常没有症状,一旦发现往往为时已晚,难以获得有效治疗。以往,DR 防治重在医疗,其核心被放在了医疗机构,主要聚焦于临床疑难杂症的处理,通过提高手术技能,最大限度地保存患者有用的视力,来减少 DR 导致的失明和视力损伤。但是研究显示这种被动式防治方法,往往花费过多的卫生医疗资源却未能达到实质性控制 DR 患病率的效果。在社区,通过有组织地开展 DR 筛查能有效预防 DR 的发生和降低 DR 致盲率。

作为糖尿病并发症管理的一部分,社区为糖尿病患者建立眼健康档案并开展动态随访管理。一般建议,糖尿病患者每年进行一次随访检查,严重 DR 患者每半年进行一次随访检查。AI 技术的应用使得社区 DR 筛查效率大幅提升。社区筛查现场采集的视网膜图像首先需要经过图像质量控制软件的分析判别。如果系统提示视网膜图像不合格,就需要重新拍摄。合格的视网膜图片时时传输至云端 AI 辅助诊断分析平台,通过计算分析可瞬间给出检查结果和健康建议。AI 完全取代了社区医生

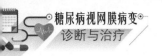

或者远程阅片的眼科医生。在社区筛查现场,即便缺乏专业的眼科医生,也可以获得准确的辅助诊断结果和健康建议。根据AI辅助诊断结果和健康建议,社区全科医生或家庭医生及时进行分类管理。需要转诊的对象,由全科医生或家庭医生进行及时预约转诊,至上一级医疗机构眼科进行确诊治疗,控制 DR 病情进展;不需要转诊的对象,社区全科医生或家庭医生则会给予相应的健康教育和生活指导(图43)。

AI 提高社区 DR 筛查的可及性和效率,扩展了糖尿病患者管理和 DR 精准防控的新路径。

14. 血糖控制在多少范围内可以有效预防糖网病的发生、发展呢?

答:糖尿病患者的血糖水平与视网膜病变的发生有直接关系。血糖控制不佳是糖尿病视网膜病变的独立高危因素,也是影响糖网病发病的一个可控的关键因素。研究证明,血糖控制不良的糖尿病患者发生糖网的风险会增加 4 倍。慢性高血糖状态会诱发机体组织的氧化应激和炎症反应,视网膜血管的屏障遭到破坏,导致出血、渗出、炎症因子积聚,血管内皮生长因子等分泌增加,加剧视网膜血管渗漏和组织水肿。早期强化和持续的控制血糖可以减少包括糖网病在内的糖尿病并发症;糖化血红蛋白(HbAlc)是机体处于长期高血糖环境的代谢产物,可以较好地反应血糖控制情况。良好的血糖控制,可以帮助阻止视网膜病变发生,减缓增生期病变发生进程,特别应注意在糖尿病早期进行良好的血糖控制,对于 DR 的长久预后非常重要。

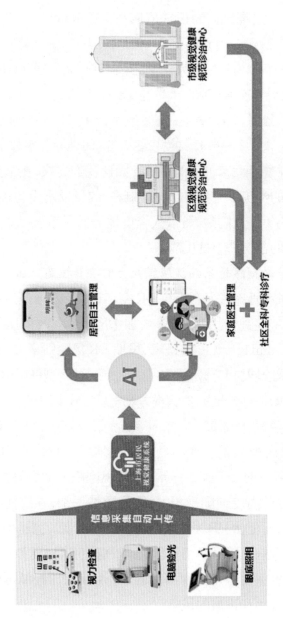

图 43　社区应用 AI 为糖尿病患者开展 DR 筛查和分类管理流程

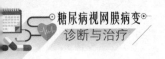
一般建议空腹血糖的正常值应在 7.0 mmol/L 以内,餐后 2 小时血糖应低于 11.0 mmol/L。但是我国一项 2 型糖尿病患者中 DR 进展的 5 年前瞻性研究发现,在"血糖控制良好"(HbA1c<7.0%)的糖尿病者中,DR5 年发生、发展率仍高达 32.22%,当 HbA1c<6.4%时,DR 发生、发展率下降到 8.3%。血糖控制 HbA1c 间于 5.2%～6.4%的患者 5 年 DR 发生率显著低于 HbA1c>6.4%(且<7.0%)的患者。因此我们建议,在全身情况允许和安全的情况下,将 HbA1c 控制在 6.4%以下设为预防 DR 发生、发展的第一道防线,可以大幅度地降低高额医疗费支出及由治疗引起的创伤和不良反应。

15. 为什么预防糖尿病视网膜病变需要管控高血压?

答:大多数研究认为血压与 DR 密切相关。高血压对视网膜病变具有一定促进作用,会显著增加 DR 发病。收缩压每增加 10 mmHg(1 mmHg=0.1333 kPa),早期 DR 风险则增加约 10%,增殖性 DR 风险增加 15%,而严格血压控制可使 2 型糖尿病患者视网膜病变进展风险降低约 33%、视力恶化患者减少约 47%,需要激光治疗的患者减少约 33%。有研究显示,收缩压≥145 mmHg 者发生糖尿病视网膜病变的危险是收缩压≤125 mmHg 者的 2 倍。当患者长期处于高血压环境下,视网膜毛细血管高灌注,血管内压增高,内皮细胞受损,血管通透性增加,导致视网膜水肿和渗出,从而促使 DR 发生或加重视网膜病变。血压相关的血管变化与糖尿病血管异常相互影响,糖尿病患者出现 DR 的风险可随收缩期臂间血压差的增加而增大。强化血压控制可以显著降低糖网病发生和进展的风险。

我国人群高血压患病率高,18 岁以上的成人高血压患病率约为 27.9%。其中,中老年人群高血压患病水平高达约 40%。而糖尿病患者更易合并高血压,我国一项多中心登记研究显示:在内分泌科就诊的糖尿病患者有 58.9%同时患高血压。因此,糖尿病患者一定要明确自己是否患有高血压。糖尿病合并高血压患者尤其要重视血压监测与控制。《中国高血压防治指南2018 年修订版》中提出,诊室血压(即由医护人员在标准条件下按统一的规范进行测量所得的血压)是我国目前诊断高血压、进行血压水平分级以及观察降压疗效的常用方法。对于有条件的糖尿病患者建议进行家庭血压监测。

16. 为什么控制血脂有助于预防糖尿病视网膜病变呢?

答:血脂异常也是 DR 的危险因素之一,对血脂的控制可以降低 DR 的风险。糖尿病患者由于糖类代谢受阻,导致脂肪代谢增强,血脂含量明显增高。高血脂或摄入过高的脂肪饮食可直接影响血流速度和血黏度,加重视网膜组织缺氧缺血,加重 DR病变。有研究发现,三酰甘油是糖尿病患者 DR 发生的独立危险因素。除了三酰甘油、胆固醇,高密度脂蛋白、载脂蛋白 A、载脂蛋白 B 等也与糖网病有关。血脂升高,尤其是低密度脂蛋白、三酰甘油和血清总胆固醇与视网膜硬性渗出相关,伴有高脂血症的患者硬性渗出进展速度明显加快。降低 DR 患者过高的血脂水平可减轻患者发生硬性渗出及视敏度下降的危险性。眼底黄斑区位于视网膜中央,是视力最敏感区。黄斑水肿作为 DR 常见的表现形式,会造成视功能损害,且难治易反复发作。高血脂可明显增加黄斑水肿和黄斑区硬性渗出的发生概率。

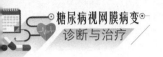

控制血脂,并定期进行检测对防止和延缓 DR 的发生意义重大。2 型糖尿病患者因绝对或相对缺乏胰岛素,影响体内葡萄糖和脂肪的正常代谢而常常合并血脂异常。为了有效预防 DR 的发生发展,糖尿病患者因定期开展血脂检测。降脂治疗对 DR 患者有益。糖尿病患者若脂质代谢异常,建议降低胆固醇、三酰甘油等的水平以预防微血管并发症发生。

17. 糖网病患者应如何做好自我健康管理呢? 有哪些建议?

答:DR 的发生和发展受到全身疾病的控制和影响。血糖、血压、血脂是视网膜病变发生的 3 个重要危险因素。严格控制血糖、血压和血脂能有效降低 DR 进展风险,有助于保护视力,提高临床眼部治疗效果。因此,DR 患者进行自我管理,首先要抓好源头,做好血糖、血压、血脂的全身性指标的日常自我监测,同时也要定期接受眼科筛查,做好眼部情况的动态监测。

(1)血糖监测 毛细血管血糖监测是糖尿病患者日常自我管理的重要和基础手段,可以帮助糖尿病患者及时了解血糖控制水平,促进自我管理行为的改变,帮助主诊医生优化治疗方案。建议糖尿病患者平时应规律监测血糖。血糖监测的频率和时间点要根据病情实际需要来确定。餐前血糖:适用于空腹血糖较高或有低血糖风险者,如老年人、血糖控制较好者;餐后 2 小时血糖:适用于空腹血糖已获良好控制,但仍糖化血红蛋白仍不能达标者,或需要了解饮食和运动对血糖的影响者;睡前血糖:适用于注射胰岛素的患者,特别是晚餐前注射胰岛素患者;夜间血糖:适用于治疗血糖已接近达标,但空腹血糖仍高者,或已有夜间低血糖者。其他情况下,如出现低血糖症状时,应及时监测血糖;剧烈运动前后也应监测血糖。

糖尿病患者血糖一般控制在空腹血糖<7 mmol/L,餐后血糖<10 mmol/L。HbA1c是评价长期血糖控制的金指标,应每3个月检查1次,控制在 HbA1c<7.0%。

(2) 血压监测 糖尿病患者家庭自测血压建议使用国际标准化认证的上臂式电子血压计。应在相对固定的安静地点环境测量。测量时选择高度合适的椅子和桌子。一天内不能以一次血压结果来判断血压是否正常。初诊或血压未达标及不稳定的患者,每天早、晚各测1次,最好在早上起床排尿后、服药前,晚上在临睡前,连续测量7天,以后6天血压平均值作为治疗的参考。血压达标且稳定者1天/周,早晚各1次。家庭自测血压水平低于诊室血压水平,家庭自测血压135/85 mmHg 相当于诊室血压的140/90 mmHg。非同日3次家庭自测血压≥135/85 mmHg 者可考虑疑似高血压,建议再去医疗机构确诊。糖尿病患者理想血压应控制在 130/80 mmHg。

(3) 血脂监测 血脂监测必须在医疗机构完成。为了及时发现血脂异常,一般建议20～40岁成年人至少每5年监测1次;40岁以上男性和绝经后女性每年检测1次;动脉粥样硬化性心血管疾病患者及其高危人群,每3～6个月检测1次血脂。糖尿病患者更应关注血脂变化情况,每年至少检查一次血脂,包括三酰甘油、总胆固醇、高密度脂蛋白(highdensitylipoprotein-choles-terol, HDL-C)和 LDL-C,接受调脂药物治疗者,根据评估疗效的需要可增加检测次数。糖尿病患者的血脂指标应达到,总胆固醇<4.5 mmol/L,三酰甘油<1.7 mmol/L。

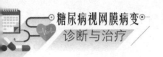

（4）定期眼科筛查　　眼底筛查在防止 DR 发生中起关键作用，由于许多 DR 患者早期无明显自觉症状，通常会导致治疗延迟。曾有研究显示，在中国，首次去眼科就诊的糖尿病患者中有67％被发现患有严重威胁视力的 DR。糖尿病患者中5％～10％的患者在1年内眼底可由无视网膜病变发展为 DR，若能早筛查、早诊断、早干预，可有效控制 DR 进展。因此，定期开展眼底筛查非常重要，一般建议，眼底筛查未发现有 DR 表现的，建议每年进行一次眼底检查；筛查发现有轻度、中度、重度非增殖期视网膜病变或增殖期视网膜病变患者，应分别每6～12个月、3～6个月、少于3个月和少于1个月进行眼底筛查监测 DR 进展情况。

18. 糖尿病得了多少年容易发生糖尿病视网膜病变呢？

答：糖尿病的患病时间越长，越容易发生 DR，病变也更严重。糖尿病病程是 DR 的独立危险因素，是重要的发生因素，两者呈正相关。1型糖尿病患者在5年、10年、15年病程视网膜病变发生率分别为25％、60％和80％。不同病程的2型糖尿病患者，其视网膜病变发生情况与使用胰岛素有关。使用胰岛素的2型糖尿病患者，病程5年内的发生视网膜病变的比例为40％，病程19年以上的，发生视网膜病变的比例增加到84％；不使用胰岛素的2型糖尿病患者，病程5年内的发生视网膜病变的比例为24％，病程19年以上的，发生视网膜病变的比例增加到53％。值得注意的是，1型糖尿病患者最终均会患上 DR，而病程超过20年的2型 DM 患者有77％会出现不同程度的 DR。所以，糖尿病病史越久的糖友，越要密切地关注自己的视网膜健康状况。

对于不同类型的糖尿病患者,专家们给出了视网膜筛查起始时间的明确建议。对于 1 型糖尿病患者来说,大多数在 40 岁以前发病,基本为青少年,发病年龄高峰在 14 岁左右,如青春期或青春期发病,可在 12 岁开始筛查,青春期后发病患者一旦诊断就要进行筛查;且每年至少检查 1 次。2 型糖尿病患者确诊时就应该进行眼科检查,建议以后每年 1 次,或根据情况视网膜情况增加检查频次。

当然,糖尿病患者是否发生 DR,患病后多久发生 DR,除了与病程长短有关,与血糖、血压、血脂的控制情况关系密切,糖友们一定要关注,定期自测,做好自我健康管理。此外,一些不良嗜好,如吸烟、饮酒,也会增加 DR 的发病概率。有报道显示,不吸烟者视网膜病变 6 年发生率比吸烟患者发生率低 1/3。

近几年,还有一些有趣的研究,发现眼轴长度与 DR 的发生有一定的相关性。短眼轴是 DR 发生、发展的危险因素,长眼轴则是 DR 的保护性因子,高度近视发生 DR 的概率明显低于正常眼,其保护机制可能与眼轴延长影响眼部血流量、血流动力学以及氧需求量等有关。

糖尿病视网膜病变的日常保健

1. 如何优化糖网病患者的血糖管理？血糖控制的个体化原则是怎样设定的？

答:糖尿病视网膜病变(DR)是常见的糖尿病慢性并发症之一,严重威胁着糖尿病患者的生存质量,同时给社会带来严重的经济负担。持续高血糖或明显血糖波动是 DR 的主要危险因素之一,糖尿病控制与并发症试验(DCCT)、英国前瞻性糖尿病研究(UKPDS)等临床研究显示,处于糖尿病早期阶段的患者,严格控制血糖可以显著降低 DR 的发生风险,因此平稳的控制血糖尤为重要。

血糖控制目标应遵循个体化原则,即根据患者的年龄、病程、健康状况、药物的不良反应等因素实施分层管理。血糖控制目标可分为严格、一般、宽松 3 个标准。

血糖管理目标	空腹或餐前血糖	餐后 2 h 或随机血糖
严格	4.4～6.1	6.1～7.8
一般	6.1～7.8	7.8～10.0
宽松	7.8～10.0	7.8～13.9

● 推荐一般非妊娠成年 2 型糖尿病(T2DM)患者自我血糖监测(SMBG)的空腹血糖控制目标为 4.4～7.0 mmol/L,非空腹

血糖目标为<10.0 mmol/L。

● 老年患者、低血糖高风险患者、预期寿命较短、有严重并发症或合并症的患者可适当放宽。

● 应用胰岛素治疗者餐前血糖控制在 3.9～6.5 mmol/L,餐后血糖在 8.5 mmol/L 以下。

● 所有类型的妊娠期高血糖孕期血糖目标:空腹血糖<5.3 mmol/L,餐后 1 h 血糖<7.8 mmol/L,餐后 2 h 血糖<6.7 mmol/L。

● 在计划妊娠的糖尿病患者孕前管理血糖控制目标:在不出现低血糖的前提下,空腹和餐后血糖尽可能接近正常。

● 重症及临终患者可放宽为随机血糖<15.0 mmol/L。

HbA1c 是反映血糖控制状况的最主要指标,HbA1c 水平的降低与 DR 的减少密切相关,每下降 1% 可使 DR 患者并发症风险降低 37%,表明早期良好的血糖控制可带来远期获益。对大多数非妊娠成年 2 型糖尿病(T2DM)患者、应用胰岛素治疗者、类固醇糖尿病,合理的 HbA1c 控制目标为<7%。在计划妊娠的糖尿病患者孕前管理建议 HbA1c<6.5% 时妊娠。

持续葡萄糖监测(CGM)是指通过葡萄糖传感器连续监测皮下组织间液的葡萄糖浓度变化的技术,可以提供更全面的血糖信息,了解血糖变化的特点。葡萄糖目标范围时间(TIR)是指 24 h 内葡萄糖在目标范围内(通常为 3.9～10.0 mmol/L)的时间(用 min 表示)或其所占的百分比,可反映血糖波动的情况。多项观察性研究显示,TIR 与 DR 并发症显著相关。国际共识推荐患者的 TIR 控制目标为>70%,但应高度个体化,同时关注低血

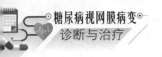
糖以及血糖波动,尤其是我们可能在夜间发生过低血糖(血糖<3.9 mmol/L)而我们却难以发现。因此,对优化血糖管理具有重要意义。

严格的血糖控制会增加低血糖的风险,并且严重低血糖可能与患者死亡风险增加有关,因此,对有低血糖尤其是严重低血糖或反复发生低血糖的糖尿病患者,除调整治疗方案外还应适当放宽血糖控制目标(在充分评估患者病情后制订相应的血糖控制目标)。

2. 对血糖监测有哪些常用方法? 有哪些相应的血糖监测设备?

答:对糖尿病的监测是血糖管理非常重要的环节,一方面它可以评估血糖控制得好与不好;另一方面我们可以根据血糖监测的结果以及波动情况来制订一个合理的降糖方案,比如空腹血糖高者,就适合要用一些长效的降糖药,餐后血糖升高明显者,则需要加强促进餐食胰岛素分泌的药物。用药效果优劣与否就要通过血糖监测来评价降糖治疗的效果,然后决定是否需要进一步调整。所以血糖监测是贯穿整个糖尿病患者健康管理当中非常重要的一个环节。

通常,血糖监测分成以下4类,分别是指尖血糖监测、糖化血红蛋白、糖化血清白蛋白(1,5脱水葡萄糖醇),最后是持续葡萄糖监测。

(1) 毛细血管血糖监测 它反映的是一个时间点的血糖监测,通常它可以分为葡萄糖氧化酶和葡萄糖脱氢酶的方法。葡萄糖氧化酶特异检测葡萄糖,不受血中的乳糖、果糖、麦芽糖的影响,但是它容易受氧气影响,所以在高海拔地区这个检测方法就不适合了。葡萄糖脱氢酶的方法恰好能够弥补这样的缺陷,但它容易受血中其他单糖的影响。比如,你吃了蜂蜜果糖,它也可能当作葡萄糖检测出来。

(2) 糖化血红蛋白　是临床上最常检测的一个指标,一般要求每隔 2~3 个月检测一次,因为它反映 2~3 个月的血糖的平均水平。医生对糖化血红蛋白监测非常重视,因为它是目前临床研究当中被认为跟糖尿病的慢病并发症发生最有关联的指标。糖化每降低一个百分点,卒中的风险可以降低 12%,糖尿病相关的死亡可以降低 21%。所以通常我们建议,糖尿病患者一般需要把糖化血红蛋白控制在 7% 以下。当然糖化血红蛋白的检测,一方面受血糖暴露的时间和水平高低的影响,另一方面也跟血红蛋白更新的速度有关。当患者有贫血或者妊娠以及血红蛋白病的时候,红细胞的更新会加快,其数值会偏低,所以在具体分析的时候还要考虑到患者本身的特殊性。

(3) 糖化血清白蛋白和 1, 5 脱水葡萄糖醇　目前已经在一些医院进行检测,它跟糖化血红蛋白一样,反映的是一段时间的血糖水平,只不过这个时间的长短不一样。比如,糖化血清白蛋白反映的是 2~3 周的血糖水平,而 1, 5 脱水葡萄糖醇,它反映的是 1~2 周的血糖水平。

(4) 动态血糖监测　它的原理就是把电极插到组织间液,然后组织间液的葡萄糖跟这个电极的酶产生氧化反应。血糖越高

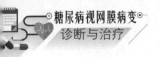

这个电流就会越大,我们就可以获取连续不断的血糖信息。持续的葡萄糖监测像一个录像,反映的是连续的血糖监测,可以观察到我们通常指尖血糖监测观察不到的低血糖和高血糖。这对调整治疗方案,找出不明原因发生的高血糖或低血糖是非常有帮助的。

例如,扫描式的动态血糖监测仪,无须采血针和试纸,通过扫描贴在手臂上的传感器,即可轻松测血糖。传感器无须进行校准,传感器柔性探头直径小于0.4毫米,扎入皮肤内长度不超过5毫米,不影响运动、睡眠等活动。传感器有效时长14天。代表性产品如雅培的Freestlelibre机器。

另一个在国外具有代表性的产品Dexcom G6,它是一种硬币大小的贴片装置,应用于腹部皮肤。每五分钟将实时葡萄糖读数传输到兼容的显示设备,如可以通过蓝牙将数据直接发送到智能手机,并且在患者血糖进入过高或过低的危险水平时触发警报。传感器有效期为10天。Dexcom G6既可用作独立CGM,也可用于自动胰岛素给药(AID)系统,是首个获得FDA此项分类的CGM。如果Dexcom G6与自动胰岛素给药系统结合,在血糖升高时可以触发胰岛素从泵中自动释放出来。目前国内也有相应的产品研发,如硅基、微泰和鱼跃等产品。

总结一下,不同的检测指标反映的是不同时间点的血糖控制水平。比如,指尖血糖只是一个时间点的一个血糖,如果我们要知道整体的血糖水平,我们一天就要测好几个点,通常是三餐前加睡觉前,有时候还要监测餐后;动态血糖监测,可以反映

3天、7天或者14天的连续血糖监测结果,我们可以看到一个整体血糖控制水平;糖化血清蛋白反映的是2～3周的平均血糖水平;而糖化血红蛋白反映的是2～3个月的血糖平均控制水平,所以,临床上可以根据所要反映的血糖监测要求,包括血糖调整的治疗要求,采取不同的血糖监测方法来更好地控制好血糖。

3.糖尿病与糖尿病视网膜病变患者应如何做好饮食控制?

答:对于糖尿病患者来说,饮食的选择是治疗糖尿病的关键一环,对于出现糖尿病视网膜病变的患者来说更需要谨慎选择食物的种类,根据《中国居民膳食指南(2016)》和《中国2型糖尿病防治指南(2021年版)》的指导性意见,给予如下饮食控制建议:

(1) 对摄入热量总体把握　糖尿病患者的热量摄入应遵循个体化原则,建议糖尿病患者热量摄入参考通用系数方法,日常低-中等强度的体力消耗的人群,可以按照105～126 kJ(25～30 kcal)＊kg－1(标准体重)＊d－1来计算热量的摄入方法。超重或肥胖的糖尿病患者应控制热量摄入,来减轻体重,但不推荐糖尿病患者长期接受极低热量(＜800 kcal/d)。必要时可联系营养师根据每人具体情况来制订个体化热量总计划。

(2) 合理安排饮食结构　对于热量的摄入,推荐食物多样性。每天的膳食应包括谷薯类、蔬菜水果类、畜禽鱼蛋奶类、大豆坚果类等食物。对于糖尿病患者建议使用"盘子"法来安排每餐的饮食,其中一半为不含淀粉的蔬果,1/4的蛋白质(鱼蛋肉类等),另外1/4为糖类(碳水化合物)(米、面、土豆等)。

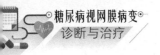

（3）主食的选择　中国人常吃的主食主要为米、面、土豆等，此类主要为碳水化合物，碳水化合物的摄入对于糖尿病患者非常重要，建议膳食中碳水化合物提供的热量应占总热量的 50％～65％，其中餐后血糖控制不佳者建议适当减少碳水化合物的摄入。此外，建议选择低血糖生成指数碳水化合物，适当减少精加工谷类。每天摄入谷薯类食物 250～400 g，其中全谷物和杂豆类50～150 g，薯类 50～100 g。

（4）蛋白质的选择　肾功能正常的糖尿病患者推荐蛋白质的供能比为 15％～20％，可以适量食用鱼、禽、蛋、瘦肉等，此类食品可以提供人体所需要的优质蛋白质，同时有些也含有较高的脂肪和胆固醇。动物性食物优选鱼和禽类，鱼和禽类脂肪不饱和脂肪酸含量高，且脂肪含量相对较低。食用畜肉时建议选择瘦肉，瘦肉的脂肪含量低。建议少食烟熏或腌制等加工类肉。推荐每周吃鱼 280～525 g，畜禽肉 280～525 g，蛋类 280～350 g，平均每天摄入鱼、禽、蛋和瘦肉总量 120～200 g。

对于合并有肾脏疾病的糖尿病患者，其蛋白质摄入量应控制在每日 0.8 g/kg 体重，优质蛋白质为主。

（5）蔬果的选择　蔬果中含有丰富的维生素、膳食纤维、电解质。对于具有眼部疾患的糖尿病患者是个非常好的选择。维生素 B_2 摄入不足易引起畏光、干燥、流泪、视力模糊等症状，其多存在于绿叶蔬菜及糙米、粗面中。维生素 C 是眼球晶状体的重要营养物质，若严重缺乏，晶状体会变得浑浊。维生素 C 多存在于西红柿、青椒、黄瓜中。多吃富含叶黄素的食物，可以防治老年黄斑变性。玉米、菠菜、南瓜等含有丰富的叶黄素。成人每天膳食纤维摄入量应＞14 g/1 000 kcal，但是需要严格控富含蔗糖、果糖制品的蔬果摄入。果蔬富含电解质等盐分，例如钾、镁、钙离子，有益于血压及心脏、骨骼质量。在品种选择上，尽可能丰富，有益于均衡营养。

（6）脂肪的选择　不同类型的脂肪对血糖及心血管疾病的长期影响差异较大，建议膳食中脂肪提供的热量应占总热量的20％～30％。建议摄入优质脂肪，如单不饱和脂肪酸和 n-3 多不饱和脂肪酸组成的脂肪。减少饱和脂肪酸及反式脂肪酸的摄入。

（7）饮品的控制　对于饮品建议选择无糖或者低热量饮料。不建议糖尿病患者饮酒，饮酒可能会诱发低血糖。如饮酒，每周饮酒不应超过 2 次，男性每天酒精摄入不超过 25 g，女性不超过 15 g。

（8）盐的控制　盐的过量摄入是高血压、肥胖和心脑血管疾病的危险因素，建议糖尿病患者每天食盐量不超过 5 g，合并高血压患者需进一步减少食盐的摄入。其中调味品（如酱油、蚝油等）、腌制类食物等含有大量的盐，在进食时需减少此类食物。

4. 糖尿病与糖尿病视网膜病变患者应如何进行科学、有效的运动？有哪些注意事项？

答： 2021 年国际糖尿病联盟（IDF）正式发布的第 10 版《全球糖尿病地图》显示 2021 年 20～79 岁的成年人中有 5.37 亿（10.5％）糖尿病患者，换而言之，每 10 个成人中就有 1 个糖尿病

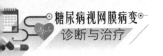

患者。糖尿病视网膜病变是导致失明的首要因素,良好的血糖控制可以避免和减缓糖尿病对眼睛的损伤,而其中良好的运动习惯是非常重要的环节。

运动锻炼在糖尿病患者的综合管理中占重要地位。中等量规律运动可增加胰岛素敏感性,增加肌肉组织对葡萄糖的消耗、减少身体脂肪含量、帮助缓解压力,有助于改善血糖控制、降低并发症风险且促进血液循环,维持身心健康。那么糖尿病患者该如何进行科学、有效的运动呢?

糖尿病患者运动前应进行必要的健康评测和运动能力评估,如身体有明显限制运动的并发症,建议需要专科(心血管内科、眼科、呼吸科等)咨询后进行,根据不同患者的年龄、病情、身体承受能力等等,排除潜在疾病或损伤,从而选择不同的个体化运动方式,量力而行,适度运动,循序渐进,持之以恒。

(1) 总体运动时间 推荐每周至少 150 分钟。尽量均匀分摊,如每周 7 日,每日运动 20~30 分钟;运动 5 天、每次 30 分钟或者每周运动 3 天、每次 50 分钟等,按照您自己的具体时间来安排。即使 1 次进行短时的体育运动(如 10 分钟),累计每天 30 分钟,也是有益的。如果您担心自己无法坚持运动,请记住,任何改变,无论是多小的改变,都将会给您的糖尿病管理带来巨大帮助。

糖尿病患者建议餐后 1 小时开始运动,此时运动时不易发生低血糖。且只要有运动的观念,在平时的生活和工作中都可以进行运动,运动时间和内容可以灵活选择。如平日上下班用步行上下楼梯替代乘坐电梯,日常工作中时常起身适当运动、打破久坐行为、减少静坐时间,养成健康的生活习惯。

（2）运动强度及方式　推荐中等强度的有氧运动。患者不宜参加激烈的比赛和剧烈的无氧运动,而应进行有一定耐力、持续缓慢消耗能量的有氧运动。运动前后要加强血糖监测,如血糖过高或过低(如<5.5 或>16 mmol/L)不建议运动,运动中要注意及时补充水分,并做好低血糖的应对措施。具体如下:

1）低强度运动心率一般<100 次/分,包括散步、遛狗、做家务等等;

2）中强度运动包括健步走、慢跑、骑自行车、太极拳等,运动时有点费力,心跳和呼吸加快但不急促,说话稍显气短,心率为50%～70%最大心率(最大心率可通过 220－年龄大致计算),一般在 100～140 次/分;运动后,患者应感觉周身发热,微微出汗,但不是大汗淋漓。

3）高强度运动心率一般>140 次/分,包括跑步、快节奏健身操、快速爬山、登楼梯、游泳、打篮球等。

（3）避免运动伤害

1）运动应循序渐进:当您从未运动或有一段时间未运动,应循序渐进,在每次锻炼的基础上再强化一小步,避免突然的高强度长时间运动。

2）运动前后做缓冲运动:在运动前应进行 5～10 分钟的热身过渡运动,如肢体伸展运动等,有利于血液循环和关节活动。

3）避免在寒冷和炎热的气温中运动,恶劣天气建议室内

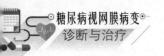
运动;

4）补充水分：运动前，运动中及运动后，注意适当饮水；

5）避免低血糖发作：请备好检测及应对措施，特别是使用胰岛素及1型糖尿病患者；

6）超长时间的运动（＞1小时）：如需要补充能量饮料，看能量标签，为避免血糖骤升，必要时稀释后饮用；

7）保护好双脚：舒适有弹性的鞋子（硅胶底或气垫底）；减少摩擦并保持皮肤干爽的袜子（有 CoolMax 标识，聚丙烯或亚克力，请避免棉袜!）；

8）佩戴糖尿病标识的手环或项链，紧急联系人电话，备不时之需；

9）如有不适，及时停止运动：当您在运动中有任何不适如疼痛、晕眩、气短等，及时停止运动并及时向医生咨询。

如存在增殖性视网膜病变、严重低血糖等情况时应禁忌运动，待病情控制后方可在专业人员指导下进行适度运动。糖尿病视网膜病变患者不适合进行高强度或剧烈的运动、跳跃运动及包含憋气动作的运动（如举重、潜水、头于腰的运动）等。

5. 为什么糖尿病患者常常会有心理健康问题呢？

答：糖尿病视网膜病变是导致失明的首要因素，良好的血糖控制可以避免和减缓糖尿病对眼睛的损伤，血糖水平与我们的心理状态是息息相关。只有关注并维护好患者的心理健康，才能为有效血糖管理打下坚实基础。

2型糖尿病（T2DM）患者容易合并心理异常，糖尿病视网膜病变患者更易合并情绪波动和心理异常。有研究显示，T2DM

患者焦虑抑郁的风险是正常人群的2倍。T2DM会加重抑郁焦虑发生,而抑郁焦虑也会增加T2DM的风险。糖尿病患者合并抑郁可使生活质量降低,自我护理能力降低,血糖水平控制不佳,大血管及微血管并发症增加,甚至使患者死亡率增加3倍,同时,医疗保健支出显著增加。因此,应尽早发现和缓解糖尿病患者的抑郁焦虑情绪,帮助患者及早摆脱不良心理、恢复自信,不仅有助于提高患者的生活质量,也有助于糖尿病的控制,降低糖尿病并发症的风险。

那么,T2DM患者会出现哪些心理异常呢?

(1)怀疑和否认 患病早期,患者常常不能接受事实,持否认或怀疑的态度,怀疑医生诊断有误,否认自己患病,拒绝接受治疗,部分患者因为没有症状就自认为得了糖尿病无非就是血糖高点儿,对身体影响不大,从而对疾病不重视,导致病情进一步发展。

(2)失望、无助和抑郁 患者确诊糖尿病以后,得知糖尿病不能根治,且需要终身饮食控制,从而对生活失去信心,情绪低落,整日沉浸在悲伤之中,对治疗也采取消极的态度。

(3)焦虑和恐惧 焦虑和恐惧糖尿病可能会出现各种并发症,患者对糖尿病知识匮乏甚至存在许多误解,就会出现恐惧、焦虑的心理,担心出现并发症,惧怕死亡,精神高度紧张,出现失眠等。

(4)自责心理 患者生病后需要长期治疗,需花费大量金钱,加重家庭的经济负担,生病不能照顾家人,认为自己是家庭的累赘。

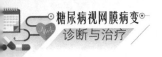

（5）悲观厌世和自杀心理　患病时间长,并发症多且重,治疗效果不佳的患者,对治疗产生消极情绪,认为无药可医,迟早都是死,自暴自弃,不配合治疗,甚至会有自杀心理。

除上述心理异常外,患者还会出现认知障碍、人格改变、饮食习惯改变、睡眠障碍、性功能障碍等心理行为改变。

6. 糖尿病患者应如何积极面对心理健康问题呢?

答:糖尿病患者应如何才能知道自己是否存在心理异常?出现心理异常后,需如何应对呢? 以下是一些应对办法:

（1）糖尿病患者可定期做一些用于生活幸福感、糖尿病相关焦虑、抑郁量表,如 WHO-5、PAID、SAS、SDS 等,可以早期筛查及初步判定严重程度。

（2）糖尿病合并心理异常患者,可适当做一些体育锻炼,有助于稳定情绪,不仅能降低血糖,还能缓解压力;多听音乐,可舒缓心情;做一些喜欢的事情,转移注意力。

（3）同伴支持模式　同伴支持指的是来自同样患糖尿病的人的支持,经历过同样挑战的人对于这种疾病共存有着独特的视角和理解。其角色更多是通过倾听、过来人经验分享、解决问题、长期支持等来鼓励病友,帮助其为自己的健康负责,并找到适合自己的糖尿病自我管理之道。

（4）亲友支持　人一旦患上糖尿病,情感会比较脆弱,内心渴望得到亲人和朋友的关心和体贴。亲友可以经常让患者接触令人快乐、开心的事情,多关心、多疏导患者,让其感到被重视和关注,营造温馨的家庭氛围;亲友可以学习糖尿病知识,提醒患者按时用药,指导患者如何进行饮食治疗,督促并协助患者适当运动。督促患者定期复诊,发现病情异常及时送其就医。

(5) 糖尿病患者伴精神心理问题可转诊精神科、心理科等专科进一步治疗。

总之,家人的支持与接纳、同伴的支持、专业的照护、医生和患者的努力都是至关重要的,只有大家携手,才能更好地呵护糖尿病患者的身心健康。

糖尿病视网膜病变的合并因素及处理

◯━━ 糖尿病视网膜病变与白内障

1. 糖尿病患者发现白内障何时手术为好？

答:白内障是常见的老年性眼病,而糖尿病是白内障的高危因素。持续的高血糖通过改变晶状体渗透压、诱发晶状体氧化应激、引起晶状体蛋白糖基化等多种途径加速白内障的发生发展。糖尿病患者合并白内障,不仅使患者视觉质量下降,也会影响对眼底病变的随访和治疗。

虽然目前白内障手术技术日臻成熟,对于伴有糖尿病的白内障患者,术中及术后的并发症仍较常人高出约30％,并且可能加速原有糖尿病视网膜病变(DR)或糖尿病性黄斑水肿(DME)。

结合国际眼科学会(ICO)2017年《糖尿病眼保健指南》及《中国糖尿病患者白内障围手术期管理策略专家共识(2020年)》,对于不同严重性阶段的糖尿病视网膜病变给以如下建议:

(1) 对于尚未出现DR或轻度非增殖期DR(NPDR)无须眼底治疗的糖尿病患者,白内障手术指征及时机可以参考正常患者,即白内障造成的视力下降已经影响日常生活就可以考虑手术。

(2) 对于晶状体混浊已达中度但仍能窥见眼底,且眼底检查

发现中度 NPDR 及以上的患者,应先对眼底病变进行处理,待眼底情况稳定后再考虑白内障手术;

(3) 对于晶状体严重混浊,无法观察眼底且眼底成像检查质量较差的患者,应先行白内障手术,术后再对眼底进行评估治疗。对于晶状体混浊程度已影响对眼底病变观察治疗的患者,即使术后视力可能不理想,也需手术处理白内障,为后续的眼底诊治提供便利。

2. 糖尿病患者做白内障手术需控制血糖的标准是什么?

答:糖尿病患者病情个体差异较大,对于血糖的调控需考虑到患者既往血糖控制史以及全身情况,并且密切注意患者是否出现低血糖症状。必要时可请内分泌科会诊,协助调控术前血糖。施行手术前,原则应将血糖控制在正常范围为好,若血糖控制得不好,手术后往往容易发生前房积血、感染、创口愈合延迟及术后眼内炎性反应明显等情况。但要使糖尿病患者的血糖完全控制于正常范围往往不易做到,而盲目为追求血糖达到"手术的标准",以拼命节食、用药,不仅达不到目的,反而容易发生低血糖,甚至造成低血糖昏迷。因此在纠正血糖时要防止低血糖,并且也不宜在短时期内将血糖很快下降。1 型糖尿病病人血糖波动大,尤应注意不宜控制过快。血糖控制不佳是增加白内障术后并发症发生率的主要危险因素,术前血糖或糖化血红蛋白的波动幅度过大也会加速术后视网膜及黄斑病变的进展,因此平稳控制和管理是关键。

如下表中显示,糖尿病患者术前血糖应控制在"好"的水平,不能高于"稍差"水平(表 6)。患者可结合自身情况做好术前血

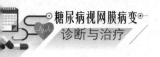
糖管理和控制。

表6   糖尿病患者白内障术前血糖控制水平

	好	稍　差	差
空　腹	<6.4 mmol/L	7.8 mmol/L	>7.8 mmol/L
餐后 2 小时	<7.8 mmol/L	<11.1 mmol/L	>11.1 mmol/L
糖化血红蛋白	<6%	<8%	>8%

对个别患者应综合评估。术前空腹血糖仅代表采血时的实际血糖水平,是反映糖尿病病情的一个方面,不能全面反映糖尿病的全身损害程度,更不能单独决定手术的风险。手术前必须结合患者血糖控制的情况以及是否有全身严重并发症,诸如严重冠心病、肾病变和酮症酸中毒等全面考虑是否适宜选择手术。

3. 糖尿病患者能不能植入多焦点人工晶状体?

答:随着人工晶状体材质设计的不断进步,绝大多数糖尿病患者白内障摘除后植入人工晶状体已不再列为禁忌证,特别是术前没有或仅有轻微的视网膜病变的糖尿病患者,对手术的耐受及术后视力恢复情况与非糖尿病患者相似。

但是糖尿病患者术后的反应和个体差异较大,尤其是年龄较大、病程较长、血糖控制欠平稳或者合并其他全身或眼部问题的患者,白内障术后受应激因素影响而出现的个体炎症反应程度高于常人,须及时发现、及时治疗,否则会影响视力恢复,要特别加强随访检查。糖尿病患者如果合并眼底病变,白内障预后视力可能较普通人群不理想,选择人工晶体应以满足患者基本视觉需求为原则。对于这类患者,建议植入单焦点人工晶体,避免使用特殊类型人工晶体(如多焦点、三焦点人工晶体等)。另一方面,特殊类型人工晶体对患者自身眼部条件要求较高,而糖尿病多导致对比敏感度下降、瞳孔异常、黄斑功能损害等问题,无法达到预期效果,反而可能使患者出现眩光、对比敏感度进一步下降等不良反应。

4. 糖尿病白内障术后是否"一劳永逸"? 如何做好术后的随访?

答:糖尿病患者术后并发症发生率高,眼底病情也可能因手术刺激加重,故术后仍需积极控制血糖,根据医生要求按时随访,以免延误治疗。除需遵照常规白内障摘除手术随访方案(术后1天、1周、1个月、3个月)外,建议患者术后半年内每月至少随访1次,据每次随访时的病情对随访频率进行调整。随访项目应包括视力、眼压、前节情况及眼底常规检查,部分糖尿病患者白内障手术后视力可能恢复不理想,这常常是因为同时有糖尿病性视网膜病变的存在。因此必要时行黄斑 OCT、眼底荧光血管造影等。黄斑囊样水肿是白内障术后视力不佳的常见原因,在糖尿病患者中,由于炎症反应更剧烈,黄斑水肿的发生率较常人更高。部分患者可以在术后早期联合使用非甾体类抗炎药水,抑制炎症因子的释放和作用。

白内障术后最常见的并发症为后囊膜混浊又叫后发障,会造成术后视力恢复后,随着时间推移再次发生缓慢下降,伴随眩光、视物变形等不同的临床症状。后发障是糖尿病患者白内障术后最常见的并发症,且发生率明显高于普通患者。手术刺激释放的炎症因子可诱导囊袋中的晶状体上皮细胞增殖、迁移,最

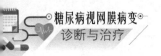

终发展为后囊混浊。为降低后发障风险,医生会采取相应操作尽可能减少晶状体上皮细胞残留。眼科 Nd:YAG 激光是目前眼科治疗后发性白内障最为安全有效的方法,其目的在于改善下降的视力,糖尿病患者在术后发现后发障还是要积极早期处理,降低再次手术的风险。通常白内障术后的囊膜混浊,只需经过一次激光治疗,就可以根治了。

5. 当糖尿病白内障合并糖尿病视网膜病变时应怎样选择联合治疗方案?

答:白内障手术可能是促进原有 DR 及 DME 病程发展一个危险因素,尤其对于重度 NPDR 和 PDR 人群,预后视力远低于常人。对于已合并糖网病等眼底病变的糖尿病白内障患者,为提高白内障手术成功率,常常需要联合玻璃体腔内药物(抗VEGF 药物、眼内激素等)的干预治疗,主要涉及以下几方面:

(1) 对于晶状体混浊已达中度但仍能窥见眼底,且眼底检查发现伴有 DME 的患者,应先对眼底病变进行处理,可先行抗VEGF 注射治疗,待眼底情况稳定后再考虑白内障手术。对于术前已有激光治疗指征且屈光介质透明度满足激光治疗要求的患者,应早期行眼底光凝后再行白内障手术,或依病情先行抗VEGF 注射治疗。

(2) 应用抗 VEGF 治疗,预防和治疗白内障术后的黄斑囊样水肿,如前所述,黄斑囊样水肿是白内障术后视力不佳的常见原因,在糖尿病患者中,由于炎症反应更剧烈,黄斑水肿的发生率较常人更高。对于合并有 DME 的患者,玻璃体腔注射抗VEGF 药物或玻璃体腔注射糖皮质激素(需排除青光眼病史),

除对 DME 有治疗效果外,也可对手术相关的黄斑囊样水肿起到一定预防和治疗的作用。

(3) 首选抗 VEGF 治疗的 DME 类型 《我国糖尿病视网膜病变临床诊疗指南》中指出,对于弥漫性黄斑水肿以及部分不能明确划分到临床有意义的黄斑水肿,激光治疗未显示出有效,通常首选其他治疗方法,如抗 VEGF 治疗或糖皮质激素眼内注射治疗。

(4) 需多次行抗 VEGF 治疗的 DME 患者 《我国糖尿病视网膜病变临床诊疗指南》中推荐在以下情况下应进行抗 VEGF 重复治疗:水肿持续威胁或累及黄斑中心,包括以下任一种:OCT 显示中心视网膜厚度≥250 μm,尚未完成激光治疗(针对黄斑水肿区域内仍然存在或新出现的毛细血管微动脉瘤样膨出),抗 VEGF 治疗后水肿消退再次评估黄斑水肿类型,如果是临床有意义的黄斑水肿,尚存在血管瘤,建议对血管瘤进行直接局部光凝。

而从另一方面来看,临床上,糖网病眼底治疗过程中也常常需要联合白内障手术,主要涉及考虑的方面有:

(1) 当白内障程度尚不重,而眼底已达到激光治疗指征,应考虑早期行眼底光凝后再行白内障手术。

(2) 若白内障屈光介质混浊程度不允许激光治疗或经激光治疗效果仍不佳时,可先行白内障手术,在术后尽早进行眼底检查和评估,进一步完成有效的眼底激光治疗;或者根据黄斑水肿情况,先行抗 VEGF 注射治疗,再进行白内障手术。

(3) 当增殖期糖尿病视网膜病变出血玻璃体积血或时,常常

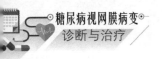

根据患者年龄、白内障程度,经仔细评估后选择玻璃体切除手术联合白内障手术、抗 VEGF 注射治疗及术中眼底激光治疗等。

总之,糖尿病的视网膜病变、黄斑水肿和白内障常常在不同的阶段可能合并出现,临床治疗中需要进行仔细的评估和医患沟通,以选择最佳治疗时机和组合方案,目标是使白内障复明手术效果最好,患者最终视功能获益也达到最大化。

糖尿病视网膜病变与青光眼

1. 糖尿病患者更容易得青光眼吗?

答:虽然有研究表明糖尿病或者糖尿病视网膜病变可能会增加青光眼的风险,但这一观点并没有得到一致性认可。目前青光眼的病理生理学尚未完全了解,糖尿病和青光眼似乎都有一些共同的危险因素和病理生理上的相似性。糖尿病或者糖尿病视网膜病变增加青光眼风险的机制可能包括间接因素和直接因素。间接因素是通过增加眼内压力或者糖尿病性血管病变导致青光眼性视神经损伤;直接因素就是糖尿病对视神经产生直接损伤。有研究认为,糖尿病的某些因素可能会减缓青光眼的疾病进展,糖尿病治疗可能同时有利于青光眼疾病管理。还有的研究发现,糖尿病患者可能在青光眼手术后相对易于产生不良结果。有流行病学横断面调查发现糖尿病人群中青光眼患者相对聚集,随着糖尿病和青光眼之间关联性的深入研究,对糖尿病患者进行青光眼患病风险的评估,特别是在远程医疗环境中,可能减少这些患者视力丧失的风险。虽然糖尿病或者糖尿病视网膜病变和青光眼之间的关系仍然具有争议性,但是目前针对糖尿病、糖尿病视网膜病变和青光眼疾病,已经在病理生理学和治疗方面建立了的多机制联系。还需要更多的研究、更深入地了解糖尿病或者糖尿病视网膜病变和青光眼相关联的原因。

2. 糖尿病相关的青光眼有哪些?

答:糖尿病患者如果血糖控制不好,会大大增加罹患青光眼的风险。与糖尿病并发症相关的青光眼属于继发性青光眼,包括:

(1) 糖尿病视网膜病变导致眼内出血,尤其是玻璃体腔积血,引起出血相关的眼内压升高,导致继发性青光眼。这种情况,一开始就因为有眼内出血,所以视力明显降低,出血后一段时间,一般1～4周后可能眼压升高,升高明显时就会有眼胀、眼痛,甚至伴发同一侧头胀、头痛的表现,视力又进一步降低。

(2) 由严重的增殖性糖尿病视网膜病变引起的新生血管性青光眼。因视网膜缺血造成眼内生成新生血管,新生血管长入前房角(眼内房水外流出眼球的通道)内,引起眼压升高损伤视神经,称为新生血管性青光眼。一开始新生血管覆盖前房角,形成膜样组织阻塞房水的外流,眼压升高,称为继发性开角型青光眼,这个阶段眼胀眼痛有时候不明显,患者不易察觉眼压的升高。如果疾病进一步发展,新生血管膜样组织增厚、收缩、纤维化,导致房角结构粘连关闭,房水外流途径消失,眼压就升高明显,甚至超过60 mmHg,患者就会表现出剧烈眼胀、眼痛、头胀痛的症状。过高的眼压压迫视神经,造成视力等视功能恶化甚至失明。

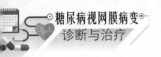

3. 为什么糖尿病视网膜病变引起的新生血管性青光眼被叫作难治性青光眼？

答: 由于新生血管性青光眼治疗成功率较低、效果较差,所以称为难治性青光眼。因此,在疾病没有发展成新生血管性青光眼的时候,我们需要积极地去预防。对于糖尿病视网膜病变引起的新生血管性青光眼,首要的就是控制好血糖,减少视网膜缺血的发生;一旦发生视网膜缺血,如果医生检查还能看清眼底,就需要尽一切可能、尽早实施全视网膜激光光凝,减少或阻止新生血管的生长,避免新生血管膜增厚收缩、房角关闭,这一阶段的早期,有些患者可以取得较好的治疗效果。如果前房角粘连关闭大范围发生,则药物治疗效果极差,眼压不能控制,就需要手术干预了。

4. 出现了新生血管性青光眼还有治疗价值吗？

答: 如果糖尿病控制不好,发生了糖尿病视网膜病变、继发了新生血管性青光眼,还是需要积极治疗,不建议放弃的。因为新生血管性青光眼的早期阶段,可以通过全视网膜光凝减少视网膜缺血、通过玻璃体腔内注射抗 VEGF 药物减少新生血管的生长,可以取得较好的疗效,联合降眼压药物较好地控制眼压,甚至有些患者可以不用降眼压药物,眼压也能够回归正常范围,避免视功能的进一步损伤。即使新生血管性青光眼到了晚期阶段,我们依然可以通过玻璃体腔内注射抗 VEGF 药物减少新生血管的生长,"消退"新生血管,为进一步手术降低眼压创造好的条件,减少术中、术后眼内出血等手术并发症、提高手术成功率,拯救视功能。对于已经失明的新生血管性青光眼患者,如果放弃不治疗,很可能会因为过高的眼压,导致眼胀痛、头痛,无法正常生活,失去治疗的最佳时机,最后不得不冷冻眼球或者摘除眼球。因此,我们建议,发生了糖尿病视网膜病变、继发了新生血管性青光眼,还是需要积极治疗的。

5. 手术治疗糖尿病视网膜病变所致的新生血管性青光眼须有哪些注意事项?

答:手术治疗糖尿病视网膜病变所致的新生血管性青光眼,常见的手术方式是减压阀植入手术,就是通过植入的硅胶细管子,将房水从眼球里面引流到眼球外面,降低眼球内的眼内压。做这个手术,需要糖尿病患者控制好血糖,血糖控制标准可以参照最新的合并糖尿病的白内障围手术期管理的要求,平稳控制血糖,避免过快降低血糖。美国糖尿病协会推荐外科手术时,空腹血糖值控制在 $5.5 \sim 10.0$ mmol/L(依赖于过往血糖控制史),全身生命指标稳定,术前眼局部点滴抗生素滴眼液预防感染,有条件可以在术前 1 周至 1 个月间行玻璃体腔抗VEGF 治疗,减少术中、术后眼内出血等手术并发症、提高手术成功率。术后加强随访,观察眼压的变化,及时进行滤过手术的护理。

通过与抗 VEGF 治疗的联合,新生血管性青光眼的手术方式也有所扩展,目前抗 VEGF 治疗联合小梁切除手术或者引流钉植入手术也有报道。

6. 糖尿病合并青光眼患者如何合理使用局部降眼压药? 有哪些注意事项?

答:一般来说,糖尿病患者在使用前列腺素类似物、α_2 受体

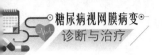

激动剂、局部碳酸酐酶抑制剂和胆碱能激动剂这 4 类临床可用的青光眼局部降眼压药物时，采用正确滴眼药方式，合理用药即可。但糖尿病患者需特别注意，应慎用 β 受体阻滞剂这一类药物降眼压。主要原因是，β 受体阻滞剂可分为非选择性 β 受体阻滞剂(β_1 和 β_2)(噻吗洛尔、卡替洛尔等)和选择性 β_1 受体阻滞剂(倍他洛尔)。此类药物在治疗开角型青光眼的临床应用较为广泛，与其他药物相比，其降压效果明显、平稳，局部不良反应相对较少。然而，若眼药水使用不当，此类药物可通过鼻泪管进入体内，而引起全身吸收，可能对糖尿病患者的血糖和血脂代谢产生一定的影响。主要体现在以下两方面：① β 受体阻滞剂阻断胰岛 β 细胞上的 β_2 受体，抑制胰岛素分泌且外周组织对葡萄糖的摄取和利用，升高血糖，引发或加重 II 型糖尿病患者的胰岛素抵抗。② β 受体阻滞剂可掩盖自发性低血糖患者及接受胰岛素或口服降糖药治疗患者的低血糖症状。长期应用非选择性、无内在拟交感活性的 β 受体阻滞剂，阻断肝细胞和骨骼肌细胞上的 β_2 受体，从而抑制低血糖引起交感-肾上腺素系统兴奋导致的肾上腺素释放所致的糖原分解，即减少糖原分解，延缓低血糖时血糖的恢复，也使注射胰岛素后血糖水平的恢复发生延迟。此外，由于 β_1 受体阻断剂还会阻断心脏 β_1 受体使心率下降，掩盖早期低血糖时所产生的心悸等症状，容易延误对低血糖的及时察觉和准确判断。③ β 受体阻滞剂通过阻断脂肪细胞上的 β 受体(以 β_2 受体为主)激动，抑制体内脂肪分解，可能会引起血脂谱异常，主要表现为三酰甘油(TG)水平增加和高密度脂蛋白(HDL)水平降低。

综上所述,在青光眼合理用药方面,对于糖尿病合并青光眼患者,需在控制好血糖的基础上,按照青光眼常规药物治疗即可。需特别注意的是,糖尿病患者应慎用 β 受体阻滞剂这一类药物降眼压,如需用此类药,应尽量使用对 $β_2$ 受体影响较小的选择性 $β_1$ 受体阻滞剂,从而尽可能降低此类药物对糖脂代谢的不良影响。

糖尿病视网膜病变与干眼症

1. 糖尿病患者更容易患干眼症吗?

答:继心脑血管疾病、肿瘤、慢性呼吸系统疾病之后,糖尿病已成为全球发病率、致残率最高的疾病之一。糖尿病患者在长期高血糖的作用下,全身多种器官都会发生并发症,在眼部,糖尿病性视网膜病变是最主要的并发症,也是大众认知度最为广泛、致盲性的并发症。相反,糖尿病相关的眼前段的并发症大众认知度不够。然而,有研究显示大约3/4的糖尿病患者合并有糖尿病性的眼前段疾病。有干眼相关症状主诉的患者达到了63%。也就是说,有近2/3的糖尿病患者会经历干眼症症状。糖尿病性周围神经病变因为破坏了角膜营养微环境而更容易增加干眼症的风险,同时长期高血糖对泪膜的稳定性影响及泪腺微血管损伤,都会导致泪液产生减少;同时长期高血糖会损伤角膜上皮细胞的稳定性,引起角膜面点状混浊,甚至引起慢性角膜炎症及复发性角膜病变,泪膜稳定性;持续高血糖使结膜杯状细胞

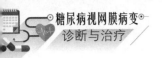
分泌的黏蛋白量减少,泪膜稳定性下降。因此,糖尿病患者,尤其是血糖控制不良的糖尿病患者更容易患干眼症。

糖尿病患者更容易合并白内障并需要性白内障手术;糖尿病性视网膜病变患者到了增殖期需要行眼底激光治疗甚至玻璃体切割手术。这些眼内手术扰乱了本就不健康的眼表环境,使得泪膜稳定性雪上加霜,干眼症状更加明显。手术切口会对角膜神经产生机械性损伤,影响角膜敏感性,导致瞬目减少,泪液分泌减少;手术切口的炎症反应和炎性因子的释放影响泪膜的正常功能;手术操作必可避免对结膜上皮细胞、分泌腺等部分损伤,继而影响泪膜稳定性;术后使用含有防腐剂的滴眼液,对眼表造成长期的毒性作用。因此,对于已经出现合并症的糖尿病患者更应该关注眼表健康,检查并治疗干眼症状。

2. 糖尿病和干眼症有关系吗?

答:糖尿病与干眼症密切相关,随着糖化血红蛋白及血糖升高,干眼的发生率呈上升趋势。高血糖导致泪膜稳定性下降从而使泪膜破裂时间变短;高血糖导致泪腺、副泪腺结构功能破坏致使泪液分泌减少,既往研究显示糖尿病患者泪膜破裂时间较正常人短,泪液分泌较正常人少。另外,糖尿病性周围神经病变的程度与干眼症症状呈正相关。目前,糖尿病周围神经病变被认为是眼表功能障碍的重要危险因素之一。随着病程延长,周围神经病变导致角膜敏感性下降,患者眨眼频次下降会更加重干眼症状;同时,干眼症会损伤角膜上皮微环境,反过来会进一步加重糖尿病角膜神经病变。研究显示,糖尿病患者干眼症状较正常人表现更严重。

3. 糖尿病患者得了干眼症有哪些临床症状?

答:糖尿病患者的干眼症症状主要可分为5个部分:

(1) 角膜上皮损害症状　长期持续高血糖导致角膜上皮持续性缺损及角膜上皮的再生能力下降,最终导致角膜上皮完整性破坏,泪膜稳定性降低,使得患者持续性出现异物感、干涩感、烧灼感、不适感,甚至出现视力波动。

(2) 角膜神经病变症状　糖尿病患者干眼症的角膜知觉减退较正常人干眼症的角膜知觉减退明显。糖尿病患者的角膜上皮细胞密度降低,神经纤维变细、减少,角膜敏感性变钝,这样瞬目运动减少,从而使得眼表在缺乏泪膜保护的情况下,长期暴露在空气中,加重角膜上皮损伤,烧灼感会更加严重。与糖尿病性周围神经病变相似的是,糖尿病患者角膜神经病变与糖尿病病程、血糖控制情况及并发症明显相关。

(3) 结膜症状　结膜上皮的杯状细胞分泌黏蛋白层对稳定泪膜有相当重要的作用,而糖尿病患者杯状细胞密度下降,黏蛋白分泌减少。同时结膜微循环障碍导致了角膜缘血供不足,炎症概率大大增加;持续的高血糖也使得结膜上皮弹力纤维减少,胶原变硬,导致了结膜松弛,影响了泪液形成,引起泪液血流动力学改变以及异物感、干涩等眼部症状。

(4) 睑板腺结构及功能症状:睑板腺分泌泪膜的脂质层,维持泪膜稳定。糖尿病患者睑板腺分泌能力远低于正常人,脂质堆积在睑板腺开口处,甚至形成脂栓,影响睑板腺排脂,高血糖还会诱发睑缘炎症,造成脂质分泌减少,最终导致泪膜脂质层异

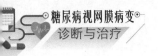

常,产生蒸发过强型干眼。

(5)泪液改变:持续的高血糖对泪腺结构和功能造影影像,使得泪液基础分泌量减少,瞬目运动降低引起反射性泪液分泌减少,泪液蒸发加快导致不同程度的泪液量减少;泪液的炎症反应、渗透场的改变使得糖尿病合并干眼症患者泪液发生质的下降。

(6)全身其他症状:糖尿病合并干眼症患者除了眼部会产生干涩感、异物感、烧灼感、疲劳感、不适感、眼红、视力波动外,同时可能存在全身症状,比如口干、皮肤干等,这时候需要排除其他全身系统性疾病,面部也可能存在痤疮、酒渣鼻、脂溢性皮炎等。

在糖尿病患者主诉有干眼相关症状时,即可进行以下干眼问卷,若评分≥7分,表示高度怀疑存在干眼,需要进一步检查。

《中国干眼问卷》　　　　　　　得分:

1. 有关病史:

题　　目	0分	1分	2分	3分	4分
1.您戴隐形眼镜多长时间? (二选一) 已行屈光手术多长时间?	无 无	1年以内 半年	2年以内 1年	5年以内 2年	5年以上 2年以上
2.您平均每天用眼药次数及时间?(复诊?)	无	≤4次/日 3个月以下	≤4次/日 3个月及以上	>4次/日 3个月以下	>4次/日 3个月及以上
3.您晚上睡眠质量如何?	睡眠很好	偶尔失眠或熬夜	经常失眠或熬夜	大部分时间睡眠质量差	每天睡眠质量都很差

题　　目	0分	1分	2分	3分	4分
4. 您以下部位是否感觉干燥 a 鼻子　b 嘴巴　c 喉咙　d 皮肤　e 生殖器	无	1种	2种	3种	≥4种
5. 您眼睛在以下环境是否敏感? a 抽烟环境　b 油烟环境　c 空气污染环境　d 粉尘环境　e 空调环境　f 暖气	无	1种	2种	3种	≥4种
6. 您是否长期服用以下药品? a 抗过敏药　b 利尿药　c 降压药　d 安眠药　e 精神病类用药　f 避孕药　g 更年期只要药物	无	1种	2种	3种	≥4种

2. 过去 1 周的眼部症状

题　　目	没有	偶尔	一半时间	大部分时间	全部时间
7. 眼睛干燥感	0	1	2	3	4
8. 眼睛异物感	0	1	2	3	4
9. 眼睛痛	0	1	2	3	4
10. 眼睛畏光	0	1	2	3	4
11. 晨起睫毛上是否有分泌物,睁眼困难	0	1	2	3	4
12. 视力波动	0	1	2	3	4

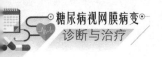

4. 对糖尿病患者的干眼症诊断有哪些注意事项?

答:对来诊主诉有干眼症状的糖尿病患者,按照规范的干眼症诊疗流程,首先进行相关病史、症状的询问,关注全身系统性疾病的询问,比如询问糖尿病程时间,有无其他合并症,平时血糖控制情况,最近的糖化血红蛋白指标,是否同时存在高血压、高血脂的情况等。

然后行眼科干眼症的检查,依次包括裂隙灯检查排除干眼以外其他眼部疾病;综合验光检测患者屈光状态;眼压检测;眼表综合仪检查睑缘泪河高度、非接触式泪膜破裂时间、睑板腺成像;角膜荧光染色检查荧光素染色泪膜破裂时间、眼表细胞染色;泪液分泌检查,包括基础分泌及刺激分泌情况;同时,更多利用角膜共聚焦显微镜关注患者角膜神经改变及睑板腺检查,有条件的也可以检查患者泪液的渗透压。当然睑缘炎症较重患者可进行睫毛螨虫检测。

在进行干眼症的问诊、诊断同时,特别需要重视检查视力及眼底情况,尤其是已经存在糖尿病全身其他合并症的患者,需要尽早筛查是否存在糖尿病性视网膜病变及分级分期。患者可能还没有视力下降的主诉,但糖尿病患者合并干眼症预示着可能已经合并有早期的糖尿病性视网膜病变,早发现、早期干预是有效控制糖尿病性视网膜病进展的重要方式。

当然,在眼科诊断同时,如检测到患者角膜神经敏感性减退,提示患者神经内科会诊同时检测、治疗糖尿病性周围神经病变。如患者同时存在口干、皮肤干、关节痛等症状,应进行血液免疫学检测。如患者在来诊时表现出异常焦虑,也可推荐患者精神科会诊,稳定、舒缓情绪。

5. 糖尿病患者得了干眼症应怎么治疗?

答: 糖尿病合并干眼症属于并发症范畴,需要多学科合作治疗。提倡制订多学科、综合、个性化治疗方案。

(1) 监测血糖、严格控制血糖在合理的范围,定期检测糖化血红蛋白在正常范围;其次要保持良好健康的生活及用眼习惯,比如佩戴合适的眼镜,减少电子产品的使用,保持一定的环境湿度,平时保持舒畅、平稳的心态等。

(2) 合理使用眼药水。在局部药物的使用上,人工泪液是主要的治疗措施,有助于改善眼表润滑的环境,增加眼表湿度,从而维持健康的眼表环境,甚至有助于提高视力。抗炎药物(非甾体类、激素、环孢素 A)可减轻干眼患者的眼表炎症刺激症状。由于非甾体类抗炎药物对眼表微环境扰乱较小,眼压波动小,糖尿病患者合并轻度干眼推荐使用非甾体抗炎药物,中重度的干眼症可考虑使用激素、环孢素 A。

(3) 中医药治疗。中医药治疗的优势在于标本兼治及不良反应小。中药熏蒸治疗可有效改善糖尿病患者的眼表环境。

(4) 非药物治疗。清洁睑缘,改善眼表炎症环境,尤其是睑缘炎患者需要定期使用除螨湿巾清洁,减缓炎症。腔脉冲光治疗及睑板腺按摩可改善患者睑板腺堵塞及功能障碍,同时也能杀菌除螨,是改善眼表环境的最新治疗手段。糖尿病患者合并中、重度干眼可考虑泪点栓塞,阻止泪液过多的流失,也可选择湿房镜佩戴。

(5) 患者如果合并糖尿病性周围神经病变,需要同时治疗周

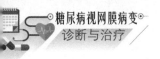

围神经病变,改善神经敏感性减退。同时给予患者合适的验光配镜处方,减少视疲劳引起的干眼症状加重。

糖尿病视网膜病变与妊娠

1. 孕妇也会因糖尿病视网膜病变而致盲吗?

答:糖尿病视网膜病变(diabeticretinopathy, DR)是糖尿病导致的视网膜微血管损害所引起的一系列典型病变,是一种影响视力甚至致盲的慢性进行性疾病。其严重威胁糖尿病患者的生存质量,同时给社会带来严重的经济负担。

目前随着二胎和三胎政策的接连放开,妊娠期糖尿病视网膜病变发病率逐年增加,糖尿病视网膜病已成为生育期妇女主要致盲疾病之一。

糖尿病可引起两种类型视网膜病变,增殖性和非增殖性视网膜病变。糖尿病患者在视网膜病变初期一般没有症状,但是随着病情发展,就会有不同程度的视力障碍。具体临床症状如下:①视力减退,以夜间视力下降最为明显,或近视程度加重;②看东西出现重影;③眼睑下垂、眼球运动障碍;④眼前有发黑的物体漂浮,如小球、蝌蚪或蜘蛛网;⑤视野变差,即眼睛能看到的范围较以前明显缩小;⑥看不清事物,好像隔着一层烟;⑦看东西有闪光感。

具体分期及可能自觉症状如下:

(1) 非增生型糖尿病视网膜病变(nonproliferative diabetic

retinopathy, NPDR)

Ⅰ期(轻度非增生期,Mild NPDR):仅有毛细血管瘤样膨出改变;这个时候临床表现一般不明显,患者一般没有什么特殊的感觉。

Ⅱ期(中度非增生期,Moderate NPDR):介于轻度到重度之间的视网膜病变,可合并视网膜出血、硬渗和(或)棉絮斑;此时临床表现还是比较轻微,患者可偶感到轻微眼部不适,或在视线中突然出现黑影、"蜘蛛网""飞蚊"等现象。

Ⅲ期(重度非增生期,Severe NPDR):每象限视网膜内出血≥20个出血点,或者至少2个象限已有明确的静脉串珠样改变,或者至少1个象限视网膜内微血管异常,无明显特征的增生性糖尿病视网膜病变。此时患者开始出现轻微视力下降或视野异常。

(2)增生型糖尿病视网膜病变(proliferative diabetic retinopathy, PDR)

Ⅳ期(增生早期,early PDR):出现视网膜新生血管或视乳头新生血管;患者在此期间视力下降明显。

Ⅴ期(纤维增生期,fibrousproliferation):出现纤维膜,可伴视网膜前出血或玻璃体出血;此时患者的视力及视野都有明显影响。

Ⅵ期(增生晚期,advanced PDR):牵拉性视网膜脱离,合并纤维膜,可合并或不合并玻璃体积血,也包括虹膜和房角的新生血管。这时患者的视力将严重受损,甚至失明,若无及时治疗有可能发展成为"新生血管性青光眼",可造成剧烈疼痛。

2. 妊娠期糖尿病视网膜病变有哪些发病特点?

答:糖尿病患者血糖控制不佳可致全身大小血管出现相应

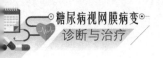

并发症,其中视网膜病变是糖尿病常见慢性并发症,糖尿病病程是视网膜病变发生的最重要因素。随着病程的加长,发病率也随之增长。此外,妊娠也是糖尿病视网膜病变进展的危险因素,在妊娠期,糖尿病患者(尤其是1型糖尿病患者)视网膜病变和糖尿病黄斑水肿可以快速进展,1型糖尿病患者在妊娠期发生糖尿病视网膜病变的可能性是2型糖尿病患者的3倍,但这种进展通常是短暂的,产后可快速消退,而妊娠期间才发生的糖尿病一般无糖尿病视网膜病变发生。

妊娠期糖尿病作为一种糖耐量异常的代谢性疾病,可增加早产、酮症酸中毒、感染、巨大儿及新生儿呼吸窘迫综合征等并发症的发生,因此妊娠期糖尿病被视为妊娠过程中亟待关注和重视的风险。目前多项研究表明,相比妊娠期糖尿病,妊娠期糖尿病视网膜病变与不良妊娠结局具有更显著的相关性。妊娠初期无视网膜病变的孕妇,产科并发症发病率为30%,其中只有极少数发展成为增殖性糖尿病视网膜病变。患有增殖性糖尿病视网膜病变的妇女中,43%妊娠预后不良,并有8.6%妊娠期发生严重的胎儿畸形或死亡;而在非增殖性或无视网膜病变的个体,发生不良预后的可能性仅为13%。因此,孕前糖尿病视网膜病变的程度对于预测妊娠期间可能发生的不良后果具有重要意义。

3. 妊娠期糖尿病视网膜病变有哪些危险因素?

答:血糖、血压、血脂是视网膜病变发生的3个重要危险因素,糖尿病患者的血糖水平、糖化血红蛋白(HbA1c)浓度的水平与视网膜病变的发生有着直接关系。在妊娠期,如果孕1~3个月糖化血红蛋白升高、孕期血糖控制持续不佳、合并慢性高血压、肾病、子痫等都会增加妊娠期间视网膜病变进展。除此以外,视网膜病变的发生发展还与吸烟、饮酒等不良嗜好有关。其他的包括肥胖、代谢综合征、缺乏运动锻炼、炎症标志物、脉络膜厚度、遗传因素等可能与视网膜病变发生、发展之间存在不同程度的关联。

4. 为什么妊娠期糖尿病视网膜病变的发病风险会增高? 有哪些发病机制特点?

答:糖尿病视网膜病变是指由长期高糖引起的糖尿病患者视网膜局部微血管病理改变。其发生是多种机制共同作用的结果,长期高血糖导致的:

(1) 低度炎症;

(2) 蛋白激酶 C 途径、多元醇途径、己糖胺途径以及晚期糖基化终末产物(advanced glycation end-products, AGEs)形成等引起氧化应激;

(3) 视网膜中活跃的肾素-血管紧张素系统③视网膜内皮细胞、周细胞和色素上皮细胞表达 VEGF 增加;

(4) AGEs 增加;

(5) 促红细胞生成素增加;

(6) 生长激素、胰岛素样生长因子生长激素和胰岛素样生长因子的增加,导致细胞凋亡、白细胞淤滞、神经元凋亡、内皮细胞增殖,引起视网膜血管通透性增加、神经退行性变、新生血管形成等,最终导致血-视网膜屏障破坏。

妊娠期间视网膜病变进展的短期风险大约是非妊娠状态下

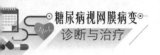

的2倍,其机制可能为:

(1) 循环中人胎盘催乳素、生长激素和游离 IGF-1 水平升高;

(2) IGF-1 结合蛋白降解减少以及其他胎盘生长因子的产生;

(3) 孕期视网膜局部血管因子的形成,血液循环中激素或肽类的变化,以及胰岛素的应用有可能促进局部或全身血管增殖因子产生并提高其活性,进而影响视网膜病变的进程。

5.妊娠期应如何做好糖尿病视网膜病变筛查及防治?

答:糖尿病视网膜病早期症状隐匿,妊娠可加速病变进展,作为可防、可控、可避免的致盲疾病,早期筛查无症状糖尿病患者人群可及时评估是否存在视网膜病变及其发生风险,从而采取有效的疾病预防和干预措施,可减少视网膜病变的发病率、致盲率和死亡率水平(图44)。

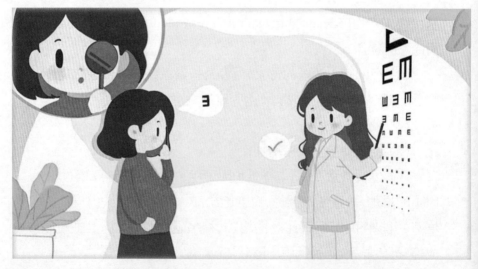

图44　妊娠期糖尿病的孕妇应定期做好糖尿病视网膜病变的筛查及防治

（1）有关妊娠糖尿病视网膜病变需要筛查的人群　目前认为所有妊娠应在妊娠前或妊娠初3个月进行详细的眼科评估以全面了解双眼视力情况、糖尿病视网膜病变的严重程度、是否伴有黄斑水肿以及黄斑水肿的分型,同时了解患者糖尿病的病史以及治疗情况,而孕期暂时糖耐量减退的妊娠期糖尿病患者是否需要进行眼底评估意见暂未统一。具体筛查方法包括最佳矫正视力（BCVA）、散瞳眼底检查以及广域眼底照相,荧光素眼底血管造影检查用以发现视网膜缺血或新生血管,光学相干断层扫描（OCT）检查可发现并随访DME患者的病情变化。

（2）随访频率及随访内容

1）对于无视网膜病变或有最轻微的视网膜病变的患者应在孕1～3个月和孕7～9个月时进行评估。

2）Ⅰ期糖尿病视网膜病变的患者应每3个月评估一次。

3）Ⅱ、Ⅲ期糖尿病视网膜病变或增生型糖尿病视网膜病变患者应每月接受眼科医生的评估,以明确糖尿病视网膜病变的进展情况。

随访检查包括,视觉症状、视力、眼压和眼底检查,患者血糖及HbA1c、血压、血脂、体重指数（BMI）、肾病和用药情况、妊娠时间、糖尿病病程等。同时,随访期间患者教育不能少,告知其应及时治疗与定期随诊,以及保持血脂、血糖、血压的重要性等。此外介于血糖控制不佳的妊娠期糖尿病视网膜病变患者发生妊娠高血压综合征及产后出血的风险增加,应该在随访中增加对其胎心监护频率及胎儿彩超监测胎儿运动情况。

随访期间如果患者出现突发视力丧失、视网膜脱离、视网膜

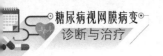

前或玻璃体出血、虹膜红变须立即需急诊转至眼科就诊。

（3）对妊娠糖尿病视网膜病变的预防管理　有效的糖尿病管理是防止糖尿病视网膜病变发生、延缓病变进展的基础,对妊娠期糖尿病视网膜病变患者而言,提倡合理饮食和锻炼,定期筛查,戒烟戒酒、优化血糖、血压及血脂等代谢紊乱的指标能有效延缓视网膜病变进展。

其中血糖控制是关键,对于通过饮食及运动控制血糖不佳的患者,建议使用不易通过胎盘的胰岛素控制血糖（HbA1c＜6.5％、空腹血糖＜7.0 mmol/L 及随机血糖＜10.0 mmol/L ）,有研究表明,控制血糖在正常或接近正常范围,能稳定眼底病变,糖化血红蛋白每降低 1％, DR 的发生风险降低 30％～40％;血压控制不容忽视,糖尿病患者如血压长期控制不佳,可致视网膜发生异常病理变化,并促进病情的进一步发展,研究表明收缩压每增加 10 mmHg, 早期 DR 风险则增加约 10％,增殖性 DR 风险增加 15％,而严格血压控制可使 2 型糖尿病患者视网膜病变进展风险降低约 33％;使用调脂药物者发生非增殖性 DR、增殖性 DR 或黄斑水肿的风险也明显降低。

（4）妊娠糖尿病视网膜病变的治疗　目前糖尿病视网膜病变的主要治疗策略为激光光凝、药物治疗和手术治疗。其中激光光凝是治疗糖尿病视网膜病变的金标准,也是其他治疗方法的基础。

根据《中国糖尿病视网膜病变临床诊疗指南（2014 年）》的推荐:

1）对于非增生期糖尿病视网膜病变,应根据视网膜病变的程度以及是否合并黄斑水肿决策是否选行激光治疗;对于未合并黄斑水肿的糖尿病视网膜病变,不建议行全视网膜光凝治疗(PRP)。

2) 对于增生期糖尿病视网膜病变,在增生早期,糖尿病视网膜病变如果不合并黄斑水肿可以考虑推迟 PRP,直至出现黄斑水肿;PRP 后如果仍存在黄斑水肿再进行黄斑局部光凝,不建议 PRP 和黄斑光凝同时进行;对于年轻人活动性的视网膜新生血管,考虑新生血管发展迅速,建议先进行周边部 PRP,也可考虑与黄斑光凝同时进行,但是避免过强大量的光斑导致治疗后的脉络膜水肿反应;当患者合并严重的玻璃体积血或视网膜前出血,可以考虑玻璃体切除手术。

此外,近年来药物临床应用取得显著进展,对于糖尿病黄斑水肿进行曲安奈德、地塞米松缓释剂等糖皮质激素玻璃体腔注射治疗,眼内注射抗血管内皮生长因子(VEGF)药物如雷珠单抗、阿柏西普和康柏西普,可有效减轻视网膜病变进展。

糖尿病视网膜病变的中医中药治疗

1. 糖尿病性视网膜病变可以中医治疗吗？

答:很多患者认为糖尿病是富贵病,那么在古代,物质缺乏的年代,也有糖尿病的患者吗? 其实,在很早的古籍上就有记载糖尿病的篇章了,**《黄帝内经》记载:"消渴,此肥美之所发也,此人必数食甘美而肥也。肥者令人内热;甘者令人中满,故其气上溢,转为消渴**。"因此,糖尿病在传统医学称之为"消渴"。那么,关于糖尿病性视网膜病变呢? 中医眼科学的经典文献中没有糖尿病性视网膜病变这一诊断名称,糖尿病性视网膜病变古籍称之为"消渴内障"。根据对河南省安阳出土的殷墟甲骨文的考证,我国在殷武丁时代(大约公元前 1324 年～1266 年)已有了与眼病有关的记载。先秦著作《山海经》中已记载有治疗眼病的药物。我国战国时期中医经典著作《黄帝内经》中已有与眼的解剖、生理、病理等有关论述,如《灵枢·大惑论》中说:"五脏六腑之精气皆上注于目而为之精。精之窠为眼,骨之精为瞳子,筋之精为黑眼,血之精为络,其窠气之精为白眼,肌肉之精为约束,裹撷筋骨气血之精而与脉并为系,上属于脑,后出于项中。"这些记载即是后世中医眼科学中认识治疗包括糖尿病性视网膜病变在内的各种眼病奠定了基础。隋唐以后,各种眼病在中医学中先后有专有的名称。记录有眼病的主要中医眼科著作有《龙树菩萨眼论》《秘传眼科龙木论》《审视瑶函》《银海精微》《目经大成》

等,其中对"目茫茫侯""目黑侯""目暗不明侯""暴盲""蝇翅黑花""视瞻昏渺"等眼病的论述有许多方面都与糖尿病性视网膜病变所具有的视力减退和玻璃体出血所致的突然视力下降相似;从不同程度和不同侧面论述了不同类型糖尿病性视网膜病变的某些临床特点。在对这些病变的论述中,难免可能会包含一些其他眼病,但就其含义而言,这些前人对眼病的论述具有与现在我们所认识的糖尿病性视网膜病变的某些临床特点,为应用中医药治疗眼病提供了一定的理论和实践依据。近年来与糖尿病性视网膜病变相关的现代检查手段(眼底照相技术、眼底血管造影检查、超声波检查、眼电生理检查)广泛应用于中医眼科的检查、诊断、治疗和临床研究。这些检查手段的应用和对病变程度与治疗结果的判定一方面提高了中医眼科学的学术水平,另一方面也为糖尿病性视网膜病变的药物治疗提供了监测手段。因此,糖尿病性视网膜病变可以用中医治疗的。

2. 糖尿病性视网膜病中医认为是什么原因引起的?

答:因糖尿病引起的眼部病变祖国医学称之为"消渴目病",那么,糖尿病性视网膜病变称之为"消渴内障",是消渴病的眼部并发症。所以我们先了解一下糖尿病的病因,中医认为引起糖尿病的原因主要有以下几个方面:

(1) 饮食不节 《素问·奇病论》中记载"其人数食甘美而多肥,肥者令人内热,甘者令人中满,其气上溢,转为消渴",说明糖尿病的发病与饮食不节和肥胖的关系很大。从中医的角度讲,在摄食之后,经过脾胃的运化产生气血,滋养脏腑,维系人体的正常运行。但是饮食不规律,长期过度食用肥甘厚腻之物;或过

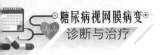

多饮酒、过度使用辛辣刺激的食物;或是饥饱无度等都会损伤脾胃,破坏脏腑之间的平衡,从而引发各种疾病。因此,为了我们的身体健康,我们首先要做的就是合理饮食,不能经常食用甘甜、油腻、辛辣的食物,不要过度饮酒。否则就会引起肥胖,直接或间接为糖尿病的发生提供条件。

(2)七情所伤 《灵枢·五变》中记载:"怒则气上逆,胸中蓄积,血气逆流……转而为热,热则消肌肤,故为消瘅。"七情指的是人的喜、怒、忧、思、悲、恐、惊,七情过度或不及都会严重影响人的健康。现代医学认为,精神因素与血糖水平的关系密切,七情过度所引起的情绪波动,突发事件所造成的精神刺激会导致人体的内分泌失调,这些都容易导致血糖升高。

由此可见,在平时的生活中,我们要尽量做到让自己放松心情,不要过喜,也不要过悲,以一颗平常的心去对待周围的人和事。

(3)过劳、过逸 "劳""逸"对人体健康的影响也较大,过度劳累或过度安逸都是不可取的。中医认为,不注意休息而劳累过度,容易引起过劳耗气,导致脾气受损,脾脏运化功能失常。长期下去则会导致血虚津亏,五脏阴液不足,上不能奉心肺,下不能滋肝肾,进而引发消渴。但是,过度安逸,极少运动,也会导致气血亏虚、津液输布不畅通而发生消渴。此外,房事不节也是劳倦内伤的重要原因之一。房事不节会导致肾源亏虚,肾精不足,进而引起虚火内生,虚火内生又致五脏阴液俱虚而身体燥热,进而引发消渴病。由此可知,我们做事情的时候也要把握一个度,不能对自己的要求太严格,不留休息的时间,也不能太慵懒,而忽略运动。

（4）瘀血和痰阻　瘀血和痰阻是糖尿病的病症表现,也是诱发糖尿病的原因,严重影响到糖尿病的发生和发展。瘀血和痰阻的产生与脏腑功能失调关系较为密切。脾虚、燥热、肝气郁结等脏腑功能失调都可以引起瘀血和痰阻。人体的气血是一体的,气为血之帅,血是气之母,气血之间能够相互作用。气滞定会引起血脉运行不畅,导致瘀血产生,而瘀血又会引起气运行不畅。气不畅是产生糖尿病的原因之一。由此可知,糖尿病表现出的口渴、多饮等症状,都与瘀血有关。而现代医学所谓的神经病变、心血管病变、眼底病变等并发症,也都与血瘀有关。痰阻受饮食不节的影响较大。饮食不节会损伤脾胃,导致脾失运化,而痰阻主要是脾失运化所致。瘀血、痰阻的发生不仅与气机不畅、脾失运化有关,也与燥热有一定关系。燥热之邪进入人体,会煎熬人体津液形成血瘀,时间长了就形成痰,进而导致痰阻诸证。对于燥热体质的人来说,阴虚津少,常常会导致阴血虚少,使得血液愈发浓稠,血脉循行迟缓,形成瘀血诸证。综合上述,瘀血、痰阻不仅是导致糖尿病的重要原因,还会加重糖尿病的病情,引发其他并发症。

《黄帝内经》中记载:"五脏皆柔弱者,善病消瘅。""心脆则善病消瘅,肺脆则善病消瘅,肝脆则善病消瘅,脾脆则善病消瘅。""消瘅"就是消渴,"瘅"是消渴病的病因,因此消渴也称"消瘅"。由此可见,古人在很早就已经认识到糖尿病与五脏虚弱有一定的关联。明朝赵献可在《医贯·消渴论》中说:"人之水火得其平,气血得其养,何消之有。"意思是说五脏强健,糖尿病自然就

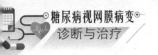

不会出现。

3. 眼睛不好，就是肝不好吗？

答：中医认为人是一个整体，辨证论治是中医学诊断治疗疾病的基本思想和指导原则。所以在讲糖尿病性视网膜病变的时候，我们要先和大家普及一下基础的中医理论。在临床工作中会有患者问道：医师，我眼睛不好，是肝不好吗？中医学在数千年发展中，一些基本理论深入民心。很多目疾患者都知道眼病与肝有关联，还经常会将"清肝明目"之类的中医术语挂在嘴边。目与肝的关系，早在《黄帝内经》就有记载，《素问·阴阳应象大论》云："肝主目……肝……在窍为目。"但是在漫漫历史长河中，中医学的先驱者和实践家们也发现，单纯从"肝主目"进行目疾的辨证论治，有时往往效果不佳。宋元时期一些印度或阿拉伯医生已经熟练运用金针拨障的外科方法治疗白内障等目疾。而中医学在宋以后，从内治法治疗目疾取得了突破。北宋时期，《太平圣惠方》根据《黄帝内经》中《灵枢·大惑论》的论述："五脏六腑之精气，皆上注于目而为之精。精之窠为眼，骨之精为瞳子，筋之精为黑眼，血之精为络，其窠气之精为白眼，肌肉之精为约束，裹撷筋骨血气之精而与脉并为系，上属于脑，后出于项中。"提出"五轮学说"，即风轮、血轮、肉轮、气轮、水轮。《大惑论》的原文意思是眼球、眼外肌和视神经的解剖记录，其关于五轮的含义是指：角膜为筋之精，属肝为风轮。肝开窍于目，更多指的是这个部位，而且肝主疏泄，眼睛的聚焦、调节就是精细的疏泄开合功能。内外眼角为血之精，属心为火轮；结膜为窠气之精，属肺为气轮；眼外肌及眼睑为肌肉之精，属脾为肉轮；虹膜、瞳孔为骨之精,属肾为水轮。由此可见,眼睛的好坏与五脏及其配属的五体精气充盛与否都有关系。下图可以更直观地看到五轮的分布位置(图45):

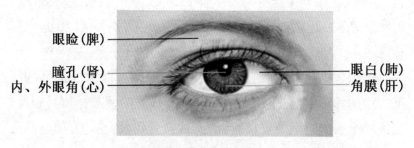

眼睑(脾)

瞳孔(肾)
内、外眼角(心)

眼白(肺)
角膜(肝)

图45 五轮学说

北宋时期,《太平圣惠方》根据《黄帝内经》中《灵枢·大惑论》的论述,提出"五轮学说",即风轮、血轮、肉轮、气轮、水轮。《大惑论》的原文意思是眼球、眼外肌和视神经的解剖记录。

4. 从中医角度,糖尿病性视网膜病变有哪些预防方法?

答:糖尿病性视网膜病变对人类的危害巨大,严重影响患者的生活质量。要避免糖尿病患者发展到糖尿病性视网膜病变,特别发展到糖尿病性视网膜病变的增殖期,严重的玻璃体出血,治疗并不是上上策,而应该积极预防。

(1) 要有良好的睡眠 中医认为,睡眠和觉醒是高等动物维持生命活动有规律性的一种生理现象。睡眠与脏腑、经络、气血有极为密切的关系,具体表现在:

1) 心主神,而睡眠是神的体现;脾主运化,能为睡眠提供良好的物质基础;肝藏血,有安神养魄、调节睡眠的作用;而肾精是正常睡眠的保证;肺气可推动心神肺魄,使人睡眠如常。此外,

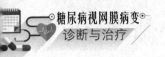

胃、胆、三焦等也与睡眠关系密切。

2) 经络贯穿全身,只有经络通畅,五脏方可正常运转,睡眠才有一定的保障,因此经络的通畅与否决定了睡眠的好坏。

3) 气血滋养了全身的各个器官,为身体的各项生命活动提供物质基础,睡眠也不例外。气血通畅了,睡眠自然也会好起来。

作用是相互的,脏腑、经络、气血的通畅可以保证良好的睡眠,良好的睡眠对脏腑、经络、气血也有极好的调节作用。相反,如果一个人的睡眠节奏被打乱,身体会受到很大压力,而这些压力则会诱发炎症、糖尿病和心脏病等疾病。

以糖尿病为例,良好的睡眠可以较好地调节人体内糖代谢活动,而糖代谢是否平衡在一定程度上决定了人体各项生理活动是否平衡。血糖偏高的人,多肾精虚衰、气力不足,睡眠对他们有着重要的意义。

(2) 养成良好的饮食习惯 摄入体内合理的营养对预防糖尿病是尤为重要的,合理的饮食和营养有利于血糖的稳定。对预防糖尿病较为有利的营养素有:膳食纤维、脂肪酸、钒、铬、锌、硒。日常生活中,可适量多进食含有以上营养元素的食物,韭菜、豆类、柑橘、李子、苹果、桃子等富含丰富的水溶性纤维,也都是高纤食物。

此外,还应注意养成良好的饮食习惯。几乎所有的营养专家都认为,良好的饮食习惯可以使人获得更多对身体有益的营养物质,对于改善身体机能、增强免疫力以及促进人体本身的自愈能力都起到了积极作用。

（3）保持精神内守 《黄帝内经·灵枢·百病始生》有云：
"夫百病之始生也，皆生于风雨寒暑，清湿喜怒。"一句话点出了
疾病产生的原因。正常情况下人是不会生病的，只有在受到病
邪之气的侵犯或情志太过时，才会使身体受损，导致疾病的产
生。这里所说的病邪，既包括外邪，又包括情志，后者对身体的
伤害往往更强于前者。《黄帝内经·灵枢·本藏》有云："志意
者，所以御精神，收魂魄，适寒温，和喜怒者也。"又有云："志意和
则精神专直，魂魄不散，悔怒不起，五藏不受邪矣。"意思是志意
能够统摄人的精神，收敛人的魂魄，适应气候的寒温变化，调节
人的情绪。志意和顺则精神专注，魂魄安定，不会产生悔恨和愤
怒的情绪，五脏也就不会受到邪气的侵犯。

在正常情况下，喜、怒、忧、思、悲、恐、惊这七种情志活动，只
是人体对外界事物的正常反应，属于正常的心理现象，也就是所
谓的人之常情。它们是人体机能活动的重要组成部分，可以促
进脏腑的功能活动。如喜能缓解紧张的情绪，使心气畅达，气血
调和；怒能宣泄人的不良情绪，可使肝气疏泄，气血顺畅。所以
说，正常的情志活动不仅对健康无害，而且还是非常有益的。可
是，当情志太过时，就会导致疾病的发生。在《黄帝内经·素
问·经脉别论》中，即有"生病起于情志过用"的说法。

情志过用对健康的影响首先表现在对气的影响上，如《黄帝
内经·素问·举痛论》中所说的："怒则气上""喜则气缓""悲则
气消""恐则气下""惊则气乱""思则气结"。由于情志与五脏存
在着对应关系，所以，情志过必会影响到五脏的健康，"怒伤肝"
"喜伤心""思伤脾""忧伤肺""恐伤肾"就是这个道理。

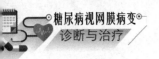

具体到糖尿病的预防上,情志变化则与血糖的关系密切。喜、怒、忧、思、悲、恐、惊等情志过度,会伤及肝脾,进而导致消渴病。《素问》记载:"怒则气上逆,胸中蓄积,血气逆留,髋皮充肌,血脉不行,转而为热,热则消肌肤,故名消瘅(消渴)。"

(4) 保持积极的思想和语言　我们知道,压力是造成糖尿病的一个重要因素,而压力的形成又往往受人的思想和语言的影响。人所有的思想对人体细胞都会产生巨大影响,积极高昂的情绪会祛除体内疾病,有压力的消极低落的情绪对身体健康会产生很深的影响。"安慰剂"的疗效就是很好的证明。安慰剂,其实什么也不是,只是当患者相信它可以治疗疾病的时候,它就具有了非常好的疗效。这实际就是思想起到的作用。

积极的思想能治愈疾病,消极的思想也能产生疾病,因为消极的思想,会让身体变为酸性,形成适合疾病发展的环境。消极的思想在本质上分有意识和无意识两种。消极的思想大多数情况下是在我们有压力或受创伤的时候产生的。

好在我们可以用一些方法扭转这种状况。在日常生活中,我们可以有意识地做一些事情,以调整自己的情绪,缓解过度的压力,比如,开怀大笑、提高自信力、养成良好的生活习惯、保持健康的生活方式、构建正常的人际关系等。另外,我们还可以对自己下命令,命令自己消灭不利于健康的情绪,比如,生气、烦恼、极端、偏执等,这样不但能增加我们的免疫力,还能从根本上解决健康问题。

言语也具有同思想一样的威力。语言能改变一个人的思维和感觉方式,积极的言语与思维能改变一个人的DNA,消极的语言能提高身体压力,并让身体的酸碱度由碱性转为酸性。所以,请不要忽视我们的思维方式和说话的内容。这两种因素能在很大程度上影响压力水平。减缓压力几乎对人体所有疾病来说绝对都是最强大的自然治疗手段之一。

(5) 有规律的生活　生命是有韵律的,人的活动必须要遵循生命的韵律。如果我们生活、做事不遵循生命的节律,就会像防洪堤那样总会有被冲垮的可能,而如果我们跟上生命的节拍,我们就会像海岸线那样,有进有退,永远不会因为和海浪对抗而崩溃。

遵循生命的韵律就是有规律地生活。凡事要按着秩序进行,否则就会生病。日出而作,日落而息,就是作息的规律,这说明人不是累了才休息,而是有规律地休息。人必须得到充分的休息,身体才能更加健康。

人体运行的规律是和十二时辰相吻合的,就是每天的十二个不同时辰,分别对应着中医中提到的十二经络,都有不同的运作,这就是所谓的子午流注。

子时(晚11点至凌晨1点):胆经最旺。人在子时前入眠,胆方能完成代谢,晨醒后才会头脑清晰、气色红润。反之,则气色青白,容易形成结石一类病症,其中一部分人还会因此而“胆怯”。

丑时(凌晨1点至3点):肝经最旺。人的思维和行动要靠肝血的支持,废旧的血液需要淘汰,新鲜血液需要产生,这种代谢通常在肝经最旺的丑时完成。

寅时(凌晨3点至5点):肺经最旺。肝在丑时把血液推陈出新之后,将新鲜血液提供给肺,通过肺送往全身。所以,人在清

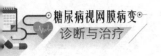

晨面色红润,精力充沛。

卯时(凌晨 5 点至 7 点):大肠经最旺。肺将充足的新鲜血液布满全身,紧接着促进大肠经进入兴奋状态,完成吸收食物中水分与营养、排出渣滓的过程。大肠蠕动最旺盛,是吃早餐的时间。

辰时(上午 7 点至 9 点):胃经最旺。人在 7 点吃早饭最容易消化,如果胃火过盛,会出现嘴唇干裂或生疮。

巳时(上午 9 点至 11 点):脾经最旺。脾是消化、吸收、排泄的总调度,又是人体血液的统领。脾的功能好,消化吸收好,血的质量好,嘴唇才是红润的。唇白标志血气不足,唇暗、唇紫标志寒入脾经。

午时(上午 11 点至下午 1 点):心经最旺。心气推动血液运行,养神、养气、养筋。人在午时能睡片刻,对于养心大有好处,可使下午乃至晚上精力充沛。

未时(下午 1 点至 3 点):小肠经最旺。小肠分清浊,把水液归于膀胱,糟粕送入大肠,精华上输送于脾。小肠经在未时对人一天的营养进行调整,是小肠活动时间,午餐最好在下午 1 点前吃完。

申时(下午 3 点至 5 点):膀胱经最旺。膀胱贮藏水液和津液,水液排出体外,津液循环在体内。若膀胱有热可致膀胱咳,且咳而遗尿。这段时间是最重要的喝水时间。

酉时(下午 5 点至 7 点):肾经最旺。人体经过申时泻火排毒,肾在酉时进入贮藏精华的阶段。

戌时(晚 7 点至 9 点):心包经最旺。心包是心的保护组织,又是气血通道。心包经戌时兴旺,可清除心脏周围外邪,使心脏处于完好状态。

亥时(晚9点至11点):三焦通百脉。三焦经是六腑中最大的腑,具有主持诸气、疏通水道的作用。人如果在亥时睡眠,百脉可休养生息,对身体十分有益。

由此可见,人是大自然的组成部分,每日12个时辰与人体12条经脉的关系是十分紧密的,所以,人的生活习惯应该符合自然规律。遵循自然法则,休息时全然放松,我们才会有一个健康的体魄。

(6) 维持理想体重　肥胖可引发高血压、糖尿病以及心脑血管等多种病症。

有人把肥胖看成是高贵、富有的象征,认为肥胖的人都是有"福气"的人,是富贵长寿之相,殊不知肥胖对健康的危害是非常大的,高血压、糖尿病以及心脑血管疾病等病症,都与肥胖有着密切关系。尤其对于2型糖尿病来说,肥胖者患此类型糖尿病的数量远远大于体重正常的人群。2型糖尿病患者人数占糖尿病总数的90%,其中80%的患者肥胖或超重。许多研究表明,肥胖是导致糖尿病发生的因素之一——因为肥胖者易患高胰岛素血症,而高胰岛素血症会造成胰腺B细胞分泌胰岛素的功能减退,从而会减少人体内的胰岛素数量,并降低胰岛素的降血脂作用。

(7) 定期进行健康检查　定期体检可以帮助我们更好地预防疾病,提高生命的质量。再好的治疗也比不上预防重要,与其在患病后花费大量的金钱和时间来治疗,倒不如提早预防好。早在《黄帝内经》中就有"圣人不治已病治未病"的说法,我国古

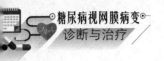
代名医华佗继承了这一思想,进一步认识到防病的重要性,他鼓励人们多参加劳动,锻炼身体,增强体质,预防疾病。对于身体健康的人来说,要预防不要得糖尿病,那对于糖尿病的患者,要积极劝导,注意控制好血糖,预防发展到糖尿病性视网膜病变。

5. 中医怎么治疗糖尿病性视网膜病变?

答:中医讲究辨证论治,那糖尿病性视网膜病的主要表现和治疗方法有:

(1) 中药内服

1) 气阴两虚证:这类患者会出现视力下降或眼前有黑影飘动。医师查眼底可见视网膜、黄斑水肿,视网膜渗出、出血等;面色少华,神疲乏力,少气懒言,咽干,自汗,五心烦热;医师发现舌淡,脉虚无力。

辨证分析:气虚水湿运化乏力,气虚不能摄血,故见视网膜水肿、渗出及出血;面色萎黄、五心烦热等全身症状及舌脉均为气阴两虚之候。

治法:益气养阴,活血利水。

方药:六味地黄丸合生脉散加减。如果病友们出现自汗、盗汗者加黄芪、生地黄、牡蛎、浮小麦以益气固表;视网膜水肿、渗出多者,宜加猪苓、车前子、益母草以利水化瘀;视网膜出血者可加三七、墨旱莲以活血化瘀。

2) 脾肾两虚证:这类患者会出现:视力下降、或眼前黑影飘动,医师查眼底可见视网膜水肿、棉绒斑、出血;形体消瘦或虚胖。头晕耳鸣,形寒肢冷,面色萎黄或水肿。阳痿、夜尿频、量多清长或混如脂膏。严重者尿少而面色白;医师发现舌淡胖,脉沉弱。

辨证分析:脾肾阳虚,不能温煦形体,阴寒内盛,气机凝滞,不能温化水湿,故见视网膜出现水肿、棉绒斑;形寒肢冷、夜尿频多等全身症状及舌脉均为脾肾两虚之候。

治法:温阳益气,利水消肿。

方药:加味肾气丸加减。视网膜水肿明显者,加猪苓、泽兰以利水渗湿;视网膜棉绒斑多者,宜加法半夏、浙贝母、苍术以化痰散结;夜尿频、量多清长者,酌加巴戟天、淫羊藿、肉苁蓉等以温补肾阳。

3)阴虚夹瘀证:这类患者会出现:视力下降、眼前有黑影飘动。医师查眼底可见微血管瘤、出血、渗出等,偶见视网膜新生血管、反复发生大片出血、视网膜增生膜;兼见口渴多饮,心烦失眠,头昏目眩,肢体麻木,医师发现舌质暗红有瘀斑,脉细弦或细涩。

辨证分析:久病伤阴,肾阴不足,阴虚血燥致瘀血内阻,则脉络不畅,甚至脉络破损,故见视网膜有微血管瘤、出血或新生血管生成等表现;口渴多饮、肢体麻木等全身症状及舌脉均为阴虚夹瘀之候。

治法:滋阴补肾,化瘀通络。

方药:知柏地黄丸合四物汤加减。视网膜新鲜出血者,可加大蓟、小蓟、生蒲黄、生三七粉以止血通络;陈旧性出血者,加牛膝、葛根、鸡血藤以活血通络;有纤维增生者,宜加生牡蛎、僵蚕、浙贝母、昆布以除痰软坚散结;口渴甚者加麦冬、石斛润燥生津。

4)痰瘀阻滞证:这类患者会出现:视力下降,眼前有黑影飘

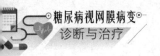

动,医师查眼底可见视网膜水肿、渗出,视网膜有新生血管、出血;玻璃体可有灰白增生条索或与视网膜相牵,出现视网膜增生膜;形盛体胖,头身沉重,或伴身体某部位固定刺痛,口唇或肢端紫暗;医师检查发现舌紫有瘀斑,苔厚腻,脉弦滑。

辨证分析:痰瘀互结,有形之物阻滞、脉络不利故见眼底视网膜水肿、渗出,玻璃体灰白增生条索或与视网膜相牵、视网膜增生膜等;全身症状及舌脉均为痰瘀阻滞之候。

治法:健脾燥湿,化痰祛瘀。

方药:温胆汤加减。方中可加丹参、郁金、山楂、僵蚕祛痰解郁、活血祛瘀;出现玻璃体灰白增生条索、视网膜增生性改变者,方中去甘草,酌加浙贝母、昆布、海藻、莪术以化痰祛瘀、软坚散结。

(2) 针灸　除了辨证论治,采用内服中药的方法,还可以采用针灸治疗的方法:

针灸疗法对防治糖尿病有着显著效果。但是,并不是任何类型的糖尿病患者都适合用针灸疗法。一般来说,糖尿病针灸疗法主要适用于以下几类患者:

1) 中等体型或肥胖型的2型糖尿病患者。

2) 病程较短的轻、中度糖尿病患者,针灸疗法对此类患者疗效最理想。

3) 部分糖尿病并发症患者,如糖尿病性高脂血症、动脉粥样硬化、肢体疼痛、心绞痛、自主神经功能紊乱、皮肤瘙痒、早期神经源性膀胱等并发症,针灸疗法对这些糖尿病并发症有较好的疗效。

针刺治疗除有新鲜出血和视网膜脱离者外,可行针刺治疗。局部穴可选太阳、攒竹、四白、承泣、睛明、球后、阳白;全身穴可选百会、风池、完骨、合谷、外关、光明、足三里、肝俞、肾俞、阳陵泉、脾俞、三阴交。每次局部取穴 2~3 个,全身取穴 2~3 个,根据辨证虚实施以补泻手法。每日 1 次,留针 30 分钟,10 日为 1 个疗程。

6. 糖尿病性视网膜病变中医治疗与西医治疗有冲突吗?

答:糖尿病性视网膜病变是由全身糖尿病引起的并发症,所以采用全身辨证治疗的方法是可取的。西医治疗糖尿病性视网膜病变多采用抗 VEGF、激光、手术等方法,有的病友看了西医,排斥中医的方法;有的呢,是看了中医排斥西医的方法,其实,中医和西医没有冲突。患者要根据自身的实际情况,做到中西医结合,利用中西医各自的优势,争取更大的健康。

健康中国·家有名医丛书
总书目

第一辑

1. 下肢血管病诊断与治疗
2. 甲状腺疾病诊断与治疗
3. 中风诊断与治疗
4. 肺炎诊断与治疗
5. 名医指导高血压治疗用药
6. 慢性支气管炎诊断与治疗
7. 痛风诊断与治疗
8. 肾衰竭尿毒症诊断与治疗
9. 甲状腺功能亢进诊断与治疗
10. 名医指导合理用药
11. 肾脏疾病诊断与治疗
12. 前列腺疾病诊断与治疗
13. 脂肪肝诊断与治疗
14. 糖尿病并发症诊断与治疗
15. 肿瘤化疗
16. 心脏疾病诊断与治疗
17. 血脂异常诊断与治疗
18. 名医教你看化验报告
19. 肥胖症诊断与治疗
20. 冠心病诊断与治疗
21. 糖尿病诊断与治疗

第二辑

1. 尿石症诊断与治疗
2. 子宫疾病诊断与治疗
3. 支气管哮喘诊断与治疗
4. 胃病诊断与治疗
5. 盆底疾病诊断与治疗
6. 胰腺疾病诊断与治疗
7. 抑郁症诊断与治疗
8. 绝经期疾病诊断与治疗
9. 银屑病诊断与治疗
10. 特应性皮炎诊断和治疗
11. 乙型肝炎、丙型肝炎诊断与治疗
12. 泌尿生殖系统感染性疾病诊断与治疗

13. 呼吸道病毒感染诊断与治疗
14. 心血管内科疾病诊断与治疗
15. 老年眼病诊断与治疗
16. 肺结核病诊断与治疗
17. 斑秃诊断与治疗
18. 带状疱疹诊断与治疗
19. 早产儿常见疾病诊断与治疗
20. 儿童佝偻病、贫血、肥胖诊断与治疗

21. 儿童哮喘诊断与治疗
22. 皮肤溃疡诊断与治疗
23. 糖尿病视网膜病变诊断与治疗
24. 儿童性早熟诊断及治疗
25. 儿童青少年常见情绪行为障碍诊断和治疗
26. 儿童下肢畸形诊断和治疗
27. 肺癌诊断与治疗